Bruno Pinçon

Eau et Feu

La Résurgence d'un Culte :
le Temple de Marrosque

Edilivre

Cet ouvrage a été composé par Edilivre

Immeuble Le Cargo, 157 boulevard Mac Donald – 75019 Paris
Tél. : 01 41 62 14 40 – Fax : 01 41 62 14 50
Mail : client@edilivre.com
www.edilivre.com

Imprimé en France
Texte intégral

Dépôt légal.

ISBN papier : 978-2-414-57490-2

Tous nos livres sont imprimés dans les règles environnementales les plus strictes.

Dédié au culte de l'Eau et du Feu, le Temple de Marrosque est localisé sur la commune de Labassère (Hautes-Pyrénées, France), tout au fond de la vallée où coule le ruisseau éponyme. Dans un paysage dominé par la pointe du Pic de Montaigu (2339 m), le site est placé sous la présence protectrice des ruines du donjon de Labassère (XIIe siècle), en contrebas de la « Grande Ravine » qui sépare en deux le Pic de Labassère (1168 m). En lisière d'une forêt de feuillus d'où s'échappent sangliers et chevreuils, sur les pentes escarpées d'une pâture à brebis manech à tête noire, le Temple est installé dans une ancienne grange foraine réhabilitée pour son nouvel usage. Il domine la confluence de la Marrosque et du torrent de la Grande Ravine. Le Temple fut consacré par une nuit de sans lune le 22/02/2022.

Alexandre-Toussaint, Bhagwan, Célestin, Clervie, Devi Shakti, Don Canino, Flavia, Flumina, Jeanne, Likibi, Madoungou Pata, Maheshwara, Maheshwari, Martial, Ngwumandzeli, Odette, Ollokot, Prajâpati, Ramdas, Réprouvé, Shitao, Stéphane, Swamigal, Sylvie, Tecpatl, Wicasa Wakan, Wouargh, Xarenah, tous étaient bien présents autour de Carole et Bruno lors de la cérémonie d'investiture. Le point commun à tous ces acteurs ? Chacun à sa manière, depuis son espace-temps socio-culturel, a côtoyé l'Eau ou le Feu dans leur intimité. Tous ont expérimenté ces éléments, et ont joué avec eux. Leurs chemins de vie ont croisé celui de Carole et de Bruno, soit directement, soit suite à maints détours qui sont autant de ruses du manifesté. Par leur sensibilité et leur munificence, tous ces êtres humains les ont nourri de leurs expériences et participé, d'une façon ou d'une autre, à l'élaboration, dans les premières décennies du troisième millénaire, de ce projet pyrénéen de culte de l'Eau et du Feu.

Tous ont quitté leur histoire et leur biotope pour se retrouver, l'espace d'une nuit, réunis dans le saint des saints du Temple de Marrosque. Discrets en début de cérémonie, ils étaient bien-là, qui tapi dans la pénombre, qui blotti dans les recoins obscurs derrière le baptistère, qui caché derrière les charrettes destinées à entreposer les bûches, qui allongé à l'étage dans le fenil et observant la scène au travers des fentes du plancher. Au fur et à mesure de l'avancée de la soirée, suivant la cadence des tambours chamaniques et l'effusion des mantras shivaïtes, ils se départirent de leur timidité pour devenir plus présents et finir par se mêler ouvertement aux fidèles en prenant toute leur place dans l'assemblée.

L'objet de cet opuscule est de présenter ces figures tutélaires et de relater les vingt-sept épisodes fondateurs du culte rendu à l'Eau et au Feu tel qu'il se pratique désormais dans le Temple de Marrosque.

Wouargh
Loukoko (Congo)
Janvier 11 657 avant notre ère

Moi, Wouargh, mon jeu avec le Feu, c'est de le produire et de le chanter. Hier matin j'ai quitté notre campement laissant la tribu en arrière. Je suis parti seul en reconnaissance vers de nouvelles terres pour installer des pièges animaliers et préparer la venue et l'installation de tout le groupe. L'endroit me semble propice. La proximité d'une rivière fera la joie des enfants au bain. La Nature y est généreuse en baies et fruits. Les femmes en creusant le sol trouveront à profusion les racines nourricières. La viande semble facile. Un jeune rat a déjà daigné s'offrir au piège étrangleur posé au crépuscule, il fera le délice de mon repas du jour. Et surtout les abeilles ont validé mon choix pour cet emplacement.

Je souris à l'abeille. Je sais les abeilles, je sais suivre l'oiseau-indicateur qui chante près de l'arbre creux où elles cachent leur délicieux nectar. Je sais combien ces porteuses de dards sont conciliantes pour peu qu'on les approche avec respect et amour, et combien elles deviennent agressives et redoutables si les règles ne sont pas respectées. Je sais, mon père et les pères de nos pères l'ont chanté, que ce sont elles qui en plus du miel ont donné le Feu aux humains. J'entonne comme mes ancêtres depuis la nuit des temps ce chant au miel, ce chant au Feu. Et les abeilles volent vers moi et m'entourent, de plus en plus nombreuses, accompagnant mon chant de leurs présences et de leurs bourdonnements.

C'est alors que mes bras se mettent à danser, investis de la puissance de Pawa et Mawi, les deux serpents primordiaux. C'est comme cela que ça se passe, Grand-Mère me l'a raconté. Mes bras deviennent serpents qui se lovent, mes mains deviennent leurs têtes dodelinantes, et la danse se poursuit jusqu'à ce que les deux génies incarnés fondent et se faufilent dans ma besace en peau de singe. Ils en extirpent les deux pièces de bois que m'a confiées Grand-Père et qui m'accompagnent dans tous mes déplacements. L'un, en forme de cylindre aux bouts arrondis est tiré d'une branche de bois dur, le *kisou*. L'autre, en bois de *bilwo*, est une plaque ovale munie d'une cupule. Je dépose dans cette cupule une étoupe bien sèche de poussières et de tiges de graminées. Je fais tourner vivement entre les paumes le cylindre dont l'extrémité pénètre et écrase la cupule. Tout comme l'amour, le Feu s'obtient par friction de ces deux morceaux de bois, le mâle et la femelle. La chaleur génésique source de Feu résulte de la friction des sexes. Une fumée de plus en plus épaisse émerge de ce contact, jusqu'à l'étincelle orange et son explosion magique en petite flamme jaune, étincelle qui se diffuse aux brindilles et s'amplifie. C'est gagné, Pawa, Mawi et les abeilles m'ont autorisé à produire le Feu. C'est pour moi le moment d'accompagner les flammes naissantes et de remercier en reprenant le chant du Feu.

Quelques pierres suffisent à entourer le foyer. Enfilé sur une branche faisant office de broche, le rat grésille et ses chairs suintent leur graisse. Reste à attendre la cuisson complète, j'aime la viande bien cuite. Le ventre rassasié de viande chaude, c'est pour moi l'occasion de transformer un caillou de quartz trouvé sur mon chemin en outil lithique. Mes frères m'ont appris la technique, et c'est un jeu depuis que je suis enfant de percuter le noyau de pierre et d'en déliter les éclats pour le métamorphoser en élégante et utile pointe de lance.

Les miens ne manqueront pas de remarquer, signe de ma présence, la longue colonne de fumée issue de mon foyer monter vers le ciel. Ils ne tarderont pas, sans doute demain, à abandonner le campement pour venir me rejoindre. Je serai alors heureux et fier de montrer à Grand-Père ma nouvelle pointe de lance, pour sûr il en sourira de contentement. Grand-Mère décidera des alentours quel est le meilleur emplacement pour notre nouvelle installation de huttes de branchages. Il restera à prélever quelques braises dans le foyer pour les transporter dans de larges feuilles jusqu'au nouveau campement où séjournera quelque temps notre grande famille.

Une fois abandonné, le petit foyer allumé par Wouargh ne tarda pas à s'éteindre. Le vent souffla, des jours, des ans, des siècles, et le sable recouvrit le gisement. En tout, sur plus d'un mètre. Jusqu'à ce jour de mai 1989 où Bruno remarqua sur une coupe de terrain en bordure de la piste reliant Kinkala à Boko, à proximité du village de Loukoko, un niveau archéologique associant éclats lithiques et charbons de bois. Un petit carré de fouille, de quoi mettre au jour le foyer, les éclats de témoins de la taille d'un outil en pierre et une pointe de lance. Un prélèvement de charbons de bois suivi d'une datation radiométrique par la méthode du carbone 14 effectuée au laboratoire de Bondy donna 13600 + /- 400 BP, soit au douzième millénaire avant notre ère. Wouargh a laissé son empreinte dans le paysage et sa présence a traversé les siècles.

Bhagwan
Varanasi (Uttar Pradesh, Inde)
Octobre 844 avant notre ère

Moi, Bhagwan, mon jeu avec l'Eau fluviale, c'est de la nourrir de Feu. Je passe mes jours assis au bord du Gange à contempler le Monde. Cela fait huit ans que je demeure à Varanasi, à fréquenter les ghats, ces escaliers de pierre qui contrarient les rives escarpées et permettent de descendre au niveau du fleuve. Que peut-on espérer de meilleur qu'une vie consacrée à pratiquer le yoga, à fumer des shiloms de *ganja* et à méditer sur les berges du plus grand fleuve sacré à Varanasi, la ville aux deux mille sanctuaires ? Je suis un sadhou, un ascète renonçant vivant dans le dénuement. Mais je suis aussi un pandit, un sage savant de l'hindouisme ayant la connaissance des textes sacrés.

Je connais les livres, mais ceux qui ont ma préférence sont le Rig Véda et les Purana que les dieux nous ont offerts il y a bien des siècles. Je sais du Rig Veda qu'au commencement, l'Univers n'était fait que d'Eau. Les eaux sont la matrice première des dieux et des mondes, elles ont porté le germe universel et engendré le Feu. Je sais que Agni, le dieu du Feu, est Apamnapat, fils des eaux, chaleur revitalisante des eaux et des plantes. Je sais que, tout comme l'éclair naît des nuées de pluie, le feu terrestre, le feu du ciel et le soleil ont été engendrés par l'Eau. Je sais des Purana que les montagnes sont les lieux où reposent l'Eau et le Feu. C'est là que les jeux de l'Eau et du Feu, au plus profond de la terre, ont produit les métaux, le sol et toutes les autres matières qui s'y trouvent.

Le Gange, le plus long fleuve de l'Inde, joue un rôle particulièrement important dans notre mythologie hindouiste car on le dit jaillir du chignon du dieu Shiva. Il est sacré depuis ses sources de l'Himalaya jusqu'à son embouchure dans le golfe du Bengale. D'ailleurs le grand pèlerinage Pradaksina consiste à partir de la source Gomuk, la tête de vache dont on reconnaît la forme dans le glacier au dessus de Gangotri, de suivre la rive gauche jusqu'à l'embouchure, de traverser le fleuve, et remonter à la source sur la rive droite. Cette randonnée prend plusieurs années de vie.

Sur sa rive gauche, Varanasi est la capitale spirituelle de l'Inde. Des cohortes de pèlerins viennent y faire leurs ablutions, s'immergeant par trois fois dans le fleuve, ce qui efface les péchés et restaure les consciences souillées. Ils trouvent leur salut en se baignant dans les flots et en buvant son eau. Des femmes brahmanes font offrande de quelques boucles de leurs tresses, d'autres se font raser le crâne pour offrir leurs cheveux au Gange. Les voyageurs rapporteront pieusement à leur domicile un peu d'eau du fleuve sacré dans de petites poteries. Malades, moribonds et vieillards se font porter de très loin sur ses rives pour une dernière ablution, une dernière plongée dans le fleuve sacré avant de mourir. Tous espèrent le jour venu se faire incinérer sur les rives du Gange afin que les cendres mortuaires soient dispersées dans le courant du grand fleuve sacré.

Des prêtres spéciaux, les *ganga putra*, « fils du Gange » attendent les pèlerins. Chaque soir, au coucher du soleil, une foule compacte s'amasse autour de ces prêtres, ils sont une demi-douzaine qui honorent le fleuve par le Feu, et pour rien au monde je ne manquerais cette cérémonie. Des flammes sortent d'un large brasero métallique sur trépied. Dans un air saturé d'encens, les prêtres balancent à bout de bras des chandeliers à plusieurs branches en psalmodiant leurs mantra. Quand l'obscurité nocturne est bien établie commencent alors les offrandes du Feu à l'Eau du fleuve. Chaque pèlerin dépose sur le fleuve une barquette porteuse de Feu. Quelques feuilles sèches sont assemblées, reliées par des brindilles servant d'épingles, pour former une soucoupe sur laquelle sont disposés fleurs et encens. En guise de bougie une mèche enflammée plonge dans du *ghee*, du beurre clarifié. Le fleuve se voit constellé de centaines de petites flammes qui partent à la dérive au fil du courant, parfois sur des kilomètres.

Les lieux de vénération du Gange sont nombreux tout au long de son cours. Depuis les sources, haut-lieux de pèlerinage, Gangotri, Badrinath, Kedarnath auxquels s'ajoutent Yamunotri la source de la rivière Yamuna, Rishikesh capitale du yoga où les affluents sont déjà réunis, Haridwar où le fleuve quitte la montagne himalayenne pour s'étaler dans la plaine, Prayag à la confluence du Gange et de la Yamuna, là où se tient tous les douze ans la célèbre Kumbha Mela, le plus grand rassemblement humain du monde, plus de 130 millions de personnes en 2019, et puis Varanasi connu sous le nom de Bénarès du temps des Anglais. Partout, depuis au moins trois millénaires, chaque soir à la tombée de la nuit, se tiennent ces cultes du Feu offerts au fleuve sous la forme de cérémonie et d'offrande de barquettes enflammées abandonnées à la dérive.

Flumina
Delphes (Grèce)
Février 525 avant notre ère

Moi, Flumina, mon jeu avec le Feu de la terre, c'est de l'écouter et de le dire. Je suis née dans une famille pauvre de l'Attique. J'avais 16 ans quand les prêtres de Delphes m'ont choisie pour ma virginité, ma simplicité et mon ignorance, certains disent mon idiotie. C'est ainsi que je suis devenue la Pythie du temple d'Apollon de Delphes. Considérée comme l'épouse d'Apollon, il me revient de rapporter les oracles en répétant ce que le dieu m'énonce.

Delphes est considéré comme le centre de la Terre puisque c'est là que se sont croisés les deux aigles envoyés par Zeus depuis ses extrémités. C'est là que fut installé l'*omphalos*, cette sculpture de pierre matérialisant le nombril du Monde. Au départ on y vénérait des déesses féminines. Gaïa, la déesse Terre, fut la première occupante des lieux. Sa fille Thétis rapportait des oracles et son fils le serpent Python était la divinité chthonienne protectrice de la fissure permettant l'accès aux profondeurs du monde souterrain. Apollon tua Python à l'emplacement du sanctuaire, évinça Gaïa et Thétis, et se rendit maître des lieux sacrés.

Par ma bouche c'est Apollon qui parle et qui répond aux questions que l'on me pose concernant l'avenir. Seuls les hommes peuvent me consulter. La plupart viennent pour leur compte personnel, mais certains se déplacent collectivement au service d'une cité ou d'un royaume. Des rois n'hésitent pas à parcourir des centaines de kilomètres pour que mes prédictions leur viennent en aide dans leurs décisions politiques. Au cours des siècles et en récompense des services rendues par la Pythie, à la suite de victoires militaires, les offrandes affluent. Les cités ont offert des statues et bâti, le long de la voie sacrée qui mène au temple, les « trésors » qui sont autant de petits édifices destinés à abriter les cadeaux les plus précieux.

Si, au départ, les oracles se déroulaient une fois l'an, le 7 du mois de Bysios, jour de naissance d'Apollon, leur succès et leur popularité fait que maintenant les consultations pour prédire l'avenir sont mensuelles, le 7 de chaque mois. L'affluence des consultants est telle qu'ils doivent se soumettre à un strict protocole. Ceux qui viennent m'interroger commencent par se purifier dans les eaux sacrées de la fontaine de Castalie, avant de s'acquitter d'une taxe. L'ordre de passage est tiré au sort, mais certains s'acquittent d'une forte taxe supplémentaire pour devenir prioritaires. Il leur revient ensuite d'offrir un animal en sacrifice, en général une chèvre. Lavée à l'eau sacrée, la bête doit frissonner sous peine de voir rejetée la requête du donateur. Elle est ensuite immolée sur le grand autel devant l'entrée du temple. Le consultant est alors autorisé à accéder dans l'édifice pour me poser sa question.

Avant de rendre les oracles, je me purifie avec l'eau de la fontaine de Castalie. Je me soumets à trois jours de jeûne pendant lesquels je me contente de mâcher des feuilles de laurier, l'arbre d'Apollon, et de boire l'eau de la source de la Cassotis. Juste avant de commencer mes consultations dans le *naos* du temple d'Apollon, je fais brûler des feuilles de laurier sur l'autel et descends puiser de l'eau à la source de la Cassotis qui sourd dans la crypte. C'est cachée derrière un voile, juchée sur le trépied sacré surmontant l'*omphalos* que je réponds aux visiteurs. Je suis entourée de prêtres qui reformulent les questions. Je m'exprime en vers. Mes prédictions, en termes cryptiques, sont incompréhensibles pour le profane. Elles nécessitent d'être traduites et interprétées par les prêtres exégètes pour être assimilées par le demandeur.

Siégeant sur un trépied, un rameau de laurier en main, je respire les vapeurs s'exhalant d'une fissure, émanations du Feu interne qui sort des profondeurs de la Terre. J'entre alors dans un état de transe propice à rendre les oracles. Possédée par Apollon, cachée derrière le voile, je profère des cris stridents et des hurlements effroyables avant de clamer ma réponse. C'est ainsi que je prophétise ce que me dicte le dieu. Mes prédictions se révèlent d'une étonnante justesse.

*Situé à l'endroit considéré durant l'Antiquité comme le centre géographique de la Terre, se trouve le temple d'Apollon de Delphes. Dans le sol, une fissure, anfractuosité jadis protégée par le serpent Python, permet de plonger dans les entrailles chthoniennes. Les vapeurs exhalées sont des émanations du feu du monde souterrain. On connaît aujourd'hui le rôle d'hallucinogène joué par l'oxyde d'éthylène. La prospérité du sanctuaire de Delphes avec ses consultations de l'oracle ont duré plus d'un millénaire, débutant au VII*e *siècle avant notre ère pour disparaître durant la période romaine, en 380 de notre ère, avec la proscription du paganisme par l'empereur chrétien Théodose.*

Flavia
Rome (Italie)
Juin 473 avant notre ère

Moi, Flavia, mon jeu avec le Feu, c'est de l'entretenir et de le conserver. Je suis née dans la riche famille patricienne des Rutilus. A huit ans, j'étais une fillette enjouée, pleine de vivacité et comblée de grâces. C'est à cet âge que le Grand Pontife, le prêtre romain de plus haut rang, me remarqua et me sélectionna pour faire partie d'un groupe de vingt recrues. Un tirage au sort me désigna parmi ces jeunes filles et je suis celle qui fut retirée de sa famille pour devenir vestale, c'est-à-dire me mettre au service et sous la protection de la déesse Vesta.

Lors de la consécration, on me rasa le crâne et m'habilla de blanc. Mon initiation pour exercer cette charge dura dix années. A partir d'aujourd'hui, je vais exercer pleinement cette responsabilité pendant dix ans. Je serai amenée, pendant les dix années suivantes, à former les novices. A l'âge de 38 ans, je serai autorisée à revenir à la vie civile et à me marier, mais il est probable que, comme la plupart de mes consœurs, je choisisse de rester au temple en tant que vestale honoraire plutôt que de me placer sous la tutelle d'un mari et de risquer de subir les malédictions que pourraient entraîner la perte de ma virginité.

Vesta, la déesse du foyer du peuple romain, est une des trois déesses vierges de Rome, avec Athéna et Diane. Par extension, elle est aussi la déesse de la maison et de la famille, et chaque maisonnée a son feu sacré représentant Vesta. Le père et la mère de famille entretiennent sans cesse ce foyer placé au centre de l'atrium, où il sacrifie aux dieux Lares et Pénates.

Je loge avec les autres vestales sur le Forum Romain, dans la Maison des Vestales qui jouxte le temple de Vesta. C'est un petit temple circulaire qui a la particularité de n'abriter aucune statue de la déesse auquel il est consacré. Vesta n'est pas représentée, elle n'est que flamme vive. Au centre du temple, en remplacement de la statue de la divinité, flambe le Feu sacré, Feu considéré comme le représentant du grand Feu du centre de la Terre. Le temple abrite aussi des objets sacrés, les pénates de Rome cachées des regards et gardées secrètes.

Ce collège fut institué par Numa Pompilius, le deuxième roi de Rome, celui qui y a organisé les institutions religieuses. On raconte que la première flamme fut ramenée de Troie par Enée. Au départ, ce sont les filles du roi Numa qui s'occupaient du Feu sacré. Le culte de Vesta est singulier dans la mesure où il est assuré par des femmes. Nous sommes six prêtresses à garder et entretenir le Feu sacré de Rome. On nous appelle aussi « les prêtresses du Feu éternel ». Il nous revient de lui faire des offrandes et de réciter des prières de jour comme de nuit en prenant garde qu'il ne s'éteigne jamais. Chaque matin, nous aspergeons le sanctuaire d'eau pure puisée dans une source sacrée. Une fois par an, au mois de mars, le feu est rallumé pour brûler sans discontinuité le reste de l'année. Nous veillons aussi sur les talismans et objets rituels du temple. En particulier le *fascinus*, le phallus sacré, est sous notre garde. Héritier de l'époque lointaine où le Feu était un dieu, le membre viril en érection symbolise le Feu divin. D'ailleurs l'animal fétiche de Vesta n'est-il pas l'âne, animal libidineux connu pour accompagner Priape et les Satyres ? Nous, les vestales, sommes les héritières des épouses de l'ancien Feu divin disparu.

L'accès du temple de Vesta est interdit aux hommes, hormis le Grand Pontife. Il est ouvert aux femmes pendant les fêtes de Vestalie, du 7 au 15 juin. Des ânes défilent alors dans les rues, le cou orné de colliers de petits pains ronds. Les matrones, pieds nus et échevelées, se pressent dans le temple. Des offrandes sont jetées dans le Feu pour prédire l'avenir selon leur manière de se consumer. C'est aussi pour les visiteuses l'occasion d'offrir en sacrifice à la déesse des avortons de veaux retirés du ventre de leur mère.

L'arrêt du Feu sacré entraîne des calamités pour les affaires de l'Etat. Il résulte d'un manquement causé par l'impureté de la vestale responsable qui est alors battue de verges comme une vulgaire esclave. Le Feu est ensuite rallumé à l'aide d'un miroir d'airain ou par friction de deux morceaux de bois de chêne. Nous sommes tenues à une stricte chasteté. Tout manquement entraîne à être enterrée vivante, emmurée dans un tombeau ou entre deux murs.

Nous, les vestales, sommes les seules prêtresses de Rome. Nous sommes respectées et avons de nombreux privilèges. Nous sommes nourries, logées et l'état nous paye salaire, ce qui nous permet une vie de luxe. Nous sommes autorisées à posséder des biens propres, ce qui est ici exceptionnel pour une femme. Des places d'honneur nous sont réservées dans les cérémonies officielles, il nous arrive d'assister aux jeux de cirques en compagnie du consul. Nous sommes aussi habilitées à gracier des condamnés à mort. Mais ce qui à mes yeux compte le plus pour moi est d'être libre, de ne pas être sous la tutelle d'un père ou d'un mari. Et aussi de pouvoir me déplacer à ma guise, avec ma suite de femmes et d'esclaves, sur un magnifique char vers lequel se tournent les regards envieux.

Flavia est l'une des centaines de vestales qui se sont succédées au temple pour servir le culte de Vesta. Cette singularité de la vie religieuse romaine organisée autour d'un rituel du Feu, commencé au VIIe siècle avant notre ère, a duré près de onze siècles. Le feu sacré s'est éteint en 394 avec la dissolution du culte et l'abolition du collège des vestales par l'empereur chrétien Théodose.

Ramdas
Pashupatinath (Népal)
Décembre 158 avant notre ère

Moi, Ramdas, mon jeu avec le Feu, c'est la crémation des corps défunts. Vous pouvez me trouver à proximité du temple de Pashupatinath, à quelques kilomètres de Kathmandou où réside le roi du Népal. J'erre sur les gaths qui bordent la rivière Bagmati en attendant les clients, ils sont nombreux. Je fait partie de la caste des doms et mon travail est de brûler les cadavres.

Le lieu est particulièrement sacré car c'est là que se tient le temple de Pashupatinath, le temple de Shiva en tant que gardien du troupeau. En voici l'histoire : Shiva, lassé de son statut divin, se transforma en antilope pour se cacher. Vishnou, voulant qu'il reprenne sa forme divine, le saisit par une corne qui tomba sur le sol. Elle fut vénérée comme un lingam, puis oubliée. Bien plus tard, un bouvier constata que ses vaches répandaient leur lait en un endroit précis. Il creusa et retrouva la corne. Le culte put reprendre et le premier temple de Pashupatinath fut édifié.

Le crématorium à ciel ouvert s'étend derrière le temple, sur les rives de la Bagmati. C'est un lieu spécialement vivant où s'activent les porteurs de bois pliés en deux sous leur charge, les familles des défunts, les chiens et les vautours. L'endroit est bordé de chapelles ou habitent des sadhous shivaïtes. Ceux que l'on appelle les *aghori*, les sans-peur, apprécient particulièrement les lieux. Ils se déplacent presque nus, leurs longs cheveux en locks, le corps juste enduit de cendre grise provenant des bûchers funéraires.

Je sers d'entremetteur pour que la famille du défunt achète le bois sec et c'est moi qui prépare et agence le bûcher. Plus le défunt est de rang élevé, plus il est consumé à proximité du temple et plus le monticule de bois est important. Les pauvres n'ont pas des moyens suffisants pour permettre une combustion totale du cadavre, et les nombreux chiens errants sur place se disputent les morceaux restants.

La vertu purifiante de l'eau courante fait que les mourants sont portés et installés près des rivières, avant d'y être incinérés une fois morts. Les cadavres enveloppés d'un linceul sont amenés sur le site portés sur des tipoyes et suivis par la famille. La couleur du linceul permet de déterminer la qualité du défunt, couleur or pour un vieil homme, blanc pour un homme, orange pour une vieille femme, rouge pour une femme. La procession se déplace en courant jusqu'au bûcher. On verse de l'eau de la Bagmati purifiant ainsi le corps une dernière fois avant de l'installer sur le bûcher. La tête du défunt est découverte pour que l'on puisse en voir le visage, le corps est recouvert d'offrandes de fleurs.

Certaines familles préfèrent que les femmes soient absentes, émotives elles risquent de pleurer ce qui pourrait contrarier la réincarnation. Les hommes font cinq fois le tour du cadavre avant de recouvrir la dépouille de paille. Le bûcher est enflammé par une gerbe de foin allumée au foyer du temple, et le maître de cérémonie, l'homme le plus âgé de la famille ou le fils aîné, tout habillé de blanc, fait cinq fois le tour du cadavre tenant la flamme avant d'allumer le bûcher. Pendant la crémation j'active les flammes en ajustant les bûches et remuant les braises. Le corps brûle lentement. Le fils aîné fracasse le crâne du défunt pour permettre à son âme de s'échapper.

Une fois la combustion achevée, les cendres bienheureuses sont dispersées dans les eaux purifiantes de la rivière. Après avoir tracé des *yantras* au sol, le fils aîné verse du lait dessus et jette par dessus son épaule un sceau d'eau sur le bûcher, puis quitte les lieux, accompagné de la famille, sans un regard en arrière. Il me reste à nettoyer les lieux et attendre un nouveau client.

Cela fait plus de deux millénaires que les lieux de crémation de Pashupatinath fonctionnent, ils sont encore actifs aujourd'hui. Ils sont devenus une des principales attractions du Népal, lieu incontournable où les touristes venus des quatre coins du Monde se pressent. Les photographes approchent au plus près les bûchers pour immortaliser de leurs portables les corps calcinés devenant cendres. Pour les étrangers, l'entrée du site est soumise à un droit d'entrée de 10 dollars américains, le revenu mensuel d'un paysan népalais.

Réprouvé
Nazareth (Israel)
Juillet 5

Moi, Réprouvé, mon jeu avec l'Eau, c'est de maîtriser le courant et d'aider à faire traverser une rivière. Je suis un pauvre hère rejeté par la communauté. Je vis seul dans une petite cabane à moitié effondrée à proximité d'un affluent du Jourdain. La Nature m'a doté d'une taille gigantesque, certains disent douze coudées de haut. Muni de longues jambes aux solides cuisses, de bras démesurés aux mains impressionnantes, d'une tête imposante à l'expression canine, mon aspect redoutable, mes dimensions et ma puissance font que je suis considéré aux alentours comme un géant, et j'inspire la frayeur. Certains me disent même un peu simplet.

Mais ce rejet des autres et de la société n'entame pas mon souhait et ma volonté de me rendre utile. Une nuit, j'eus la vision d'un vieil homme venant à moi pour me parler d'un roi. « Tu le serviras un jour, et aujourd'hui il réclame ta soumission. Il te faudra jeûner souvent ». Impossible vu ma morphologie. « Il te faudra lui adresser des prières ». Impossible, je ne sais ce que c'est, je ne puis me soumettre à cette exigence. « Connais-tu une rivière où bien des passants sont en péril ? Comme tu as une haute stature et que tu es robuste, si tu restais auprès de cette rivière et si tu passais tous ceux qui surviennent, tu ferais quelque chose de très agréable au roi et sans aucun doute il se manifestera à toi en ce lieu ».

Je connaissais bien cette rivière impétueuse et particulièrement ce gué dangereux où, à la saison des hautes eaux, les passants sont en péril au risque de perdre leur vie. Je promis au vieil homme de remplir cet office, et c'est pour cela que je me suis installé dans la cabane à proximité du gué. Depuis, j'assume ce rôle de passeur d'eau, aidé en guise de bâton d'un tronc d'arbre pour me maintenir dans le courant. On me réquisitionne pour transporter les lourdes charges d'une rive à l'autre quand la force des flots est trop forte pour les ânes. Je passe mes jours haletant et suant, les jambes dans l'eau jusqu'au ventre, à porter les voyageurs aux dessus des flots.

Je dois avouer que ce n'est pas sans émoi que je me laisse chevaucher par les grandes dames élégantes, que je sens leurs cuisses se serrer fortement contre mes flancs, leurs bras m'enlacer de crainte et leur souffle anhélant caresser mes joues. Mais ce que je préfère, c'est transporter les enfants. Eux, je ne leur fais pas peur. Pas plus haut que trois pommes, léger comme une plume, je soulève le petit du sol d'un doigt pour le déposer sur mon épaule. Le voici géant à son tour, et c'est tout radieux de sourire qu'il traverse les flots.

Et ce jour de juillet, un enfant est venu à moi, celui que j'attendais. Me reposant dans ma cabane, j'entendis sa petite voix me demander : « Viens dehors et passe-moi ». Je me lève, personne, je retourne alors dans ma cabane. La même voix m'appelle. Je me précipite dehors, toujours personne. La troisième fois, je vis sur la berge un petit être éblouissant de lumière. Selon mon habitude, je soulève l'enfant du sol et le dépose sur mon épaule, retrousse ma tunique, prend mon arbre-bâton et entre dans les ondes. C'est alors que la rivière se gonfle, que le courant s'amplifie, et l'enfant se met à peser de plus en plus lourd, comme une incommensurable masse de plomb m'écrasant douloureusement les épaules. Jamais je n'avais porté personne d'aussi lourd. Le poids devint intolérable à tel point que je fus pris d'angoisse et craignis de périr. Je réussis à grand peine à franchir la rivière.

Une fois sur l'autre rive et l'enfant déposé, je lui dis : « Tu m'as tant pesé que si j'avais eu le Monde entier sur moi, je ne sais si j'aurais eu plus lourd à porter ». Et l'enfant de répondre : « Ne t'en étonne pas, tu n'as pas eu seulement tout le Monde sur toi, mais tu as porté sur tes épaules celui qui a créé le Monde, car je suis le Christ, ton roi. Pour te prouver que je dis la vérité, quand tu seras retourné chez toi, enfonce ton bâton en terre, et demain matin tu verras qu'il a fleuri et porté des fruits ». L'enfant disparut, et je fis ce qu'il dit. Le lendemain, mon bâton portait des feuilles et des dattes comme un palmier. C'est bien le Christ que j'avais aidé à traverser les flots.

Depuis ce jour, Réprouvé se fait appeler Christophe, le porteur de Christ. C'est pour les chrétiens le saint protecteur des voyageurs. Il est dit que voir sa statue met à l'abri des maladies. Depuis 1908, des amulettes le représentant sont posées sur les tableaux de bord ou accrochées aux rétroviseurs pour protéger les automobilistes.

Martial
Poitiers (Vienne, France)
Mai 380

Moi, Martial, mon jeu avec l'Eau, c'est le baptême. L'un des premiers convertis de Poitiers, je fus choisi par notre évêque Hilaire comme gardien du Baptistère Saint Jean. J'assure avec joie et dévouement cette tâche depuis la consécration du bâtiment.

Hilaire est né vers 310 dans notre ville du temps où elle s'appelait Limonum. Issu d'une riche famille païenne, il passe une jeunesse ordinaire pour quelqu'un de son rang, se marie et engendre une fille. Très cultivé, il s'interroge sur le sens de la vie. C'est ainsi qu'il se convertit au christianisme et se fait baptiser vers 345. Devenu évêque en 349, il s'active à la christianisation du Poitou où éclot à cette époque une poche chrétienne. La nouvelle religion se diffuse à partir et autour de Poitiers. C'est à ce moment-là que nous nous sommes rencontrés et que j'ai décidé, moi aussi, de vouer ma vie au Christ. J'ai accompagné Hilaire tout le temps qu'il assura sa charge d'évêque, jusqu'à sa mort en 373. Depuis l'évêque Pascentius l'a remplacé, et je poursuis avec lui mon sacerdoce.

Le lendemain de l'édit de Constantin reconnaissant officiellement la religion chrétienne en 313, les premiers bâtiments dédiés à la nouvelle religion sortent de terre. La construction du baptistère Saint Jean est maintenant terminée depuis une quinzaine d'années. Les maçons se sont affairés sur les ruines de la riche demeure antique détruite lors du grand incendie de Limonum en 276. Ils ont réutilisé les pierres trouvées sur place pour la reconstruction. Les chapiteaux de marbre et les pierres sculptées des édifices romains sont réemployées, mis en valeur et inclus dans les murs à des fins décoratives. Ce sont les mêmes ouvriers qui ont construit à proximité la première basilique chrétienne de la ville.

Le baptistère renferme une piscine octogonale creusée à même le sol destinée aux baptêmes par immersion. Des tuyaux de grès acheminent l'eau provenant d'une fontaine proche. D'un bon mètre de profondeur, on accède à la piscine par trois marches. Ses dimensions ne permettent l'immersion que d'une seule personne à la fois. On accède à la pièce principale par un vestibule où les néophytes prononcent leur profession de foi et reçoivent leur formation. Deux pièces attenantes, une pour les femmes, l'autre pour les hommes, sont à la disposition des catéchumènes pour se dénuder et enfiler les robes blanches indispensables à la cérémonie.

Le rituel du baptême ne peut se tenir qu'à Pâques, à la Pentecôte et à l'Epiphanie. L'évêque est seul habilité à assurer ce sacrement. A ces périodes, de longues files d'attente patientent dans la rue devant le baptistère, l'ambiance y est festive. C'est moi qui fait rentrer par groupes de six les prétendants et leur explique la marche à suivre. Une fois vêtus de blanc, ils accèdent un par un à la pièce de la cuve baptismale où ils se trouvent en présence de l'évêque.

L'eau est bénie par le pontife qui préside la cérémonie. Debout dans l'eau, le catéchumène s'accroupit dans la cuve baptismale jusqu'à être totalement immergé, et ce par trois fois. L'évêque pose la main sur son crâne et accompagne la tête plongeant dans l'eau en psalmodiant sa prière sacramentelle. Après la cérémonie et une fois rhabillés, les catéchumènes devenus chrétiens par la cérémonie du baptême quittent le baptistère pour se rendre à la toute proche basilique et attendre ensemble l'eucharistie et la messe du soir.

En dehors de ces cérémonies de baptême, il est formellement interdit de pénétrer dans l'édifice, le sacrement du baptême étant un rite initiatique secret. Les portes du baptistère sont alors scellées par le sceau de l'évêque et c'est moi qui assure la garde de l'édifice, éloignant les curieux tout en les incitant à adopter le jour venu la nouvelle religion.

Construite au IVe siècle, la piscine baptismale du baptistère Saint Jean fut comblée et remplacée par des fonts baptismaux à la fin du VIIe siècle quand l'usage de baptiser les enfants et celui de baptiser par infusion prévalurent. Le bâtiment subit des transformations successives jusqu'à devenir à l'époque romane une église où l'on pouvait recevoir les trois sacrements. Elle faillit être démolie au XIXe siècle et doit sa survie à Prosper Mérimée. Hilaire, le premier évêque de Poitiers, fut béatifié en 1851.

Xarenah
Mumbai (Maharashtra, Inde)
Décembre 651

Moi, Xarenah, mon jeu avec le Feu, c'est de le conserver. J'ai fait partie de cette foule d'exilés à descendre d'un navire bondé. Nous sommes arrivés à bon port, Mumbai, chargés de paquetages qui sont toute notre richesse. Nous fuyons la Perse, persécutés par les Musulmans qui viennent de prendre le pouvoir en assassinant notre roi, Yazdgard III. Notre religion, le mazdéisme, y est désormais interdite. Refusant de nous convertir au nouveau culte, nous avons suivi en masse les voies maritimes que nos commerçants connaissaient bien pour trouver refuge en Inde. Le roi Jadi Rana nous a autorisés à s'installer sur ses terres de Mumbai… à la seule condition de ne pas faire de prosélytisme, d'être endogames et de ne se marier qu'après le coucher du soleil. Comme nous venons de Perse, les Indiens nous ont dénommés les Parsi.

Ahura Mazda, le dieu des Mazdéistes, enjoint ses fidèles de s'enrichir. Il nous recommande de travailler fort, de gagner beaucoup d'argent, de jouir de la vie mais aussi de donner généreusement. Sitôt installés, nous nous sommes lancés avec succès dans les affaires. Les Indiens nous assimilent à une caste de commerçants, et nombre de Parsi ont fait fortune dans la bijouterie.

Je fais partie du groupe des premiers immigrés. Seul prêtre à bord, il me revint la tâche d'implanter à Mumbai pour ma communauté le culte mazdéiste. Chez nous qui considérons que l'énergie vitale provient du Soleil, les pratiques religieuses s'articulent autour du culte du Feu. Il est considéré comme un agent de pureté rituelle, une force purificatrice identifiée à la Vérité. Le Feu est celui des quatre éléments qui a besoin du concours de l'homme pour être entretenu. C'est lui qui exprime le mieux la communication entre Ahura Mazda et les hommes.

C'est pour cela que je construis à Mumbai un temple du Feu comme il en existe en Perse. C'est pour cela que j'ai transporté avec moi les braises originelles ramenées du temple de Yazd. Là où depuis l'an 470 brûle l'Atash Bahram, le Feu Victorieux alimenté en bois d'amandier et d'abricotier.

Je sais le long héritage de ma tradition religieuse, je sais que je réitère les cérémonies des anciens Perses d'il y a plus de deux millénaires. Mais maintenant le Feu n'est plus considéré comme un dieu, il est simplement l'intermédiaire entre les hommes et Ahura Mazda le Dieu unique. La fumée sacrée permet aux prières humaines de monter aux oreilles de Dieu.

Je connais les formules rituelles, je connais les offrandes. A moi d'honorer le Feu et de l'entretenir dans le temple. Etroitement surveillé par les prêtres, le Feu sacré est installé dans une vasque, au centre d'une pièce obscure car il ne doit pas être touché par les rayons du Soleil.

Me voici paré de la tunique de coton blanc nouée à la taille par un cordon de laine, habit conventionnel obligatoire pour pénétrer dans le temple. Cette tunique, je dois la porter en permanence. Quand je change de linge, le passage par la nudité s'accompagne de la récitation d'indispensables formules protectrices. C'est moi qui consacre et béni chaque enfant à son premier anniversaire lors de sa présentation au temple. C'est moi qui marque le front du bambin avec les cendres du culte sacré.

Les textes insistent sur l'importance des quatre éléments. Préserver la pureté de l'Eau, de la Terre, de l'Air et du Feu est une priorité. C'est pour cela que les corps de nos défunts sont offerts aux vautours dans les tours de silence. Les cadavres, jusqu'à 250, y sont abandonnés à la dévoration des charognards. Ce qui évite l'inhumation synonyme de souillure à la Terre, et la crémation synonyme de souillure au Feu.

Une fois le corps digéré par les volatiles, l'âme du défunt gagne la Maison des Chants. Si son comportement n'a pas été exemplaire, en particulier par le mensonge, il se retrouve pour quelque temps vivre l'enfer à la Maison du Druj. Mais ce n'est que temporaire, nous rejoindrons de toute façon tous un jour la Maison des Chants pour y mener une existence paradisiaque.

Une petite communauté Parsi enrichie par la bijouterie vit toujours à Mumbai. Bien qu'ayant subi au cours des siècles de multiples transformations architecturales, le temple du Feu des Parsi est toujours en activité. Depuis ce jour de l'an 651 où Xarenah l'a allumé et jusqu'à aujourd'hui, le Feu sacré du temple mazdéiste de Mumbai ne s'est jamais éteint.

Clervie
La Méaugon (Côtes-d'Armor, France)
Février 1123

Moi, Clervie, mon jeu avec l'Eau, c'est d'en cultiver le pouvoir de guérison. J'habite en Bretagne, à Lanveogon, ce qui signifie l'ermitage de Meaugon. C'est là que ce saint disciple de Brioc est venu s'installer au Ve siècle pour évangéliser les alentours. En fait, je suis la gardienne de la fontaine de Lanveogon où des cohortes de malades se rendent chaque jour avec l'espoir de guérison. Le culte des Eaux y est très ancien, bien antérieur à l'installation de Meaugeon, et je suis la dernière représentante d'une longue tradition de femmes qui y officie. La source est réputée guérir tous les maux, notamment la coqueluche, la toux, la stérilité et les maladies infantiles. On s'y rend pour se badigeonner les parties malades, ou demander la guérison d'un être cher qui ne s'est pas déplacé.

Je suis présente sur place pour guider les visiteurs et les instruire des pratiques. Il ne suffit pas de boire l'eau de la fontaine pour en recevoir les bienfaits. Je conseille à la plupart d'en faire trois fois le tour dans le sens du soleil, la bouche pleine d'eau, avant d'avaler le profitable liquide. J'en invite à tremper leur chemise dans l'eau avant de la réenfiler et de la porter toute humide. D'autres doivent suspendre et abandonner la chemise d'un proche malade qui n'a pas pu se déplacer, l'accrochant toute mouillée au chêne d'à côté. Il suffit de placer sous la langue d'un enfant muet un têtard capturé dans la fontaine pour qu'il recouvre aussitôt la parole. Je recommande aux vieilles femmes de jeter dans la fontaine trois épingles vestimentaires pour accélérer leur guérison. Quant aux jeunes femmes en mal d'enfant, la prescription est de se frotter le ventre et les cuisses avec des galets qui séjournent au fond de l'eau. Pour les nouveau-nés et jeunes enfants, je les immerge par trois fois dans l'eau fraîche, et ce quelque soit la saison. Quand un groupe de pèlerins a fait un long voyage pour venir bénéficier des bienfaits thérapeutiques de la source, je leur demande de vider à mains nues entièrement le bassin, et c'est une fois qu'il est a nouveau rempli que les guérisons s'opèrent. Et j'invite chacun à déposer une offrande, ce qui est mon gagne-pain.

J'ai accompagné ma grand-mère Fiona dans cette tâche pendant des années avant de la remplacer. C'est elle qui m'a enseigné les secrets de la fontaine de Lanveogon. Elle m'a appris à parler avec les fées et les korrigans du lieu, à en recevoir les bienfaits. Et aussi à me méfier des agissements du curé autour de la fontaine.

Il n'est pas bon en notre époque de s'opposer à la chrétienté. La folie s'est emparée du Monde. Les hommes et mêmes les enfants abandonnent leur famille et leur terre, se regroupent et partent en croisade vers l'est jusqu'en Terre Sainte avec l'espoir de délivrer Jérusalem des mahométans. L'heure n'est pas à la critique, et je suis obligée d'être discrète. Ce que je dis là, c'est notre secret à nous, gardiennes des fontaines. Le pouvoir de guérison des Eaux sacrées n'a rien à voir avec l'Eglise et ses saints. Ce sont les esprits des lieux qui opèrent, nous partageons leur intimité et ils sont nos alliés.

Les agissements du curé de l'église de Lanveogon sont stériles, mais il tire grand prestige aux yeux de la population à leur faire gober que c'est Saint-Blaise, le patron de la fontaine, qui soigne et rétablit les souffrants. Ce saint né en Arménie au IIIe siècle soignait et guérissait hommes et animaux, sauvages ou domestiques. Condamné à être noyé dans un étang, ce maître des eaux se mit à marcher sur les flots, et son supplice fut transformé en décollation. Le curé avec ses salamalecs vient souvent traîner autour de la fontaine, il se présente comme le responsable du lieu et je m'efface en lui laissant la place. Il y organise régulièrement des cérémonies, vient y dire la messe plusieurs fois l'an. Mais le pire c'est le 3 février, le jour de la Saint-Blaise. C'est le Pardon, la procession qui part de l'église jusqu'à la fontaine. Suivi de tout le village, le curé porte triomphalement la statuette de Saint-Blaise. La statuette mais aussi les reliques du saint sont plongées dans la fontaine pour, dit-il, régénérer le pouvoir guérisseur de l'eau et réactiver pour une année la fontaine thérapeutique. Et tous clament à qui veut l'entendre que « Saint-Blaise de tout mal apaise ».

Au XVIe siècle, une fontaine de pierre fut construite sur la source de Lanveogon avec une statue en bois polychrome de Saint-Blaise placée au dessus sur une dalle de granit. Jusqu'au XXe siècle, le Pardon qui s'y déroulait attirait des milliers de pèlerins. Les fontaines de guérison sont nombreuses en France, les inventaires des historiens en recensent plus de deux mille. Leur origine remonte à la nuit des temps et elles furent d'abord dédiées aux nymphes et aux dieux. Relevant du paganisme, elles furent condamnées dans *les premiers siècles du christianisme. Mais devant la persistance des pratiques thérapeutiques, les « bonnes fontaines » furent ensuite christianisées sous l'égide d'un saint patron et devinrent lieux de messe et de Pardon. Certaines, encore actives aujourd'hui, sont l'objet de pratiques thérapeutiques et de dévotions individuelles ou collectives.*

Tecpatl
Tenochtitlan, (Mexique)
Décembre 1440

Moi, Tecpatl, mon jeu avec le Feu, c'est de le célébrer pour assurer la renaissance du Soleil. Je suis un Aztèque du Mexique et j'assure la fonction de grand prêtre au Templo Mayor de Tenochtitlan. Cette année est particulièrement importante dans notre calendrier car le Monde risque de s'éteindre faute de respecter et réussir ce que l'on appelle la Cérémonie du Feu Nouveau.

Le Feu est très important dans notre cosmogonie. L'Univers est divisé en cinq parties, les quatre directions et le centre, et c'est au centre que réside le dieu du Feu Xiuhtecuhtli, un vieux dieu, le premier compagnon de l'humanité. C'est pour cela que chez nous les gardiens du Feu sont des personnes âgées.

En fait, nous, Aztèques employons deux calendriers. Le *tonalpohualli* est le calendrier sacré, d'un cycle de 260 jours, 13 groupes de 20 jours. Chaque jour est constitué par la combinaison d'un nombre (de 1 à 13) et d'un des 20 noms (crocodile, vent, maison…). C'est le temps de la gestation humaine. Le deuxième calendrier *xiuhpohualli* est le calendrier solaire de 365 jours faisant office de calendrier civil, 18 mois de 20 jours auxquels on ajoute 5 jours néfastes. Intervient aussi le calendrier vénusien de 584 jours.

La correspondance entre les années sacrées de 260 jours et les années civiles de 365 jours se retrouve tous les 52 ans. C'est *xiuhmolpilli*, la « ligature des années », la fin du « siècle », une nuit particulièrement importante de prières et d'angoisse. C'est à cette occasion que je joue un rôle central dans la Cérémonie du Feu Nouveau. Tous les 104 ans, ce sont les 3 calendriers qui correspondent.

Cette fête est primordiale pour assurer le renouvellement du Soleil. Si les dieux étaient mécontents, il n'y aurait pas de nouveau Soleil et le monde s'éteindrait. Le Monde a déjà connu 4 Soleils qui se sont tous terminés par un cataclysme. A la fin du cycle du jaguar, les hommes furent dévorés par ces animaux. A la fin du cycle du vent, une tempête transforma les hommes en singes. A la fin du cycle de la pluie, l'univers fut submergé d'une pluie de feu. Et après le cycle de l'eau, le monde sombra sous un déluge de 52 ans et les humains se transformèrent en poissons. L'ère actuelle, le cinquième Soleil, est la dernière chance d'exister. C'est le cycle du mouvement, qui doit être détruit par un tremblement de terre. Les dieux offrirent leur sang pour que le Soleil puisse bouger. Les hommes doivent faire de même pour que l'Univers se perpétue.

Dans les dernières heures du siècle, tous les feux sont éteints, les hommes jettent les effigies des dieux à l'eau tandis que femmes et enfants se cachent. Pendant ce temps, je conduis un groupe de prêtres au sommet de la montagne de l'étoile, au nord d'Ixtapalapa. Et nous attendons le passage de la constellation des Pléiades au zénith. C'est le moment de procéder à la cérémonie. Le jeune prince qui nous accompagne est la victime de ce sacrifice. Je lui extrais le cœur à vif à l'aide d'un couteau sacrificiel à lame d'obsidienne. Son cœur est offert au Soleil puis brûlé dans le « vase des aigles ». Ainsi le prince prendra son vol d'aigle pour faire partie du cortège lumineux du Soleil et ce pendant 4 ans, après quoi il se transformera en colibri.

Mais ce sacrifice n'est pas un sacrifice ordinaire, comme il s'en pratique des milliers dans nos temples. Une flamme doit jaillir de la poitrine ouverte de la victime. Ici, un nouveau feu symbole du nouveau siècle doit s'allumer dans la cavité thoracique laissée vacante dans le corps du sacrifié servant de fourneau. C'est à partir de ce brasier humain que j'allume la torche que je ramène au Templo Mayor. Là nous sommes quatre prêtres à faire brûler des fagots qui représentent les années passées. Un nouveau siècle peut renaître sous le Soleil.

Chez les Aztèques, les Cérémonies du Feu Nouveau se déroulèrent régulièrement tous les 52 ans jusqu'en 1492. La conquête espagnole dirigée par Cortès en 1521 et la destruction de l'empire aztèque mirent fin à ces pratiques. Néanmoins le calendrier aztèque est encore utilisé dans certains milieux, et ils étaient nombreux autour de la planète à attendre la fin du Monde le 21 décembre 2012. Ce sera peut-être pour 2064.

Jeanne
Ribemont (Aisne, France)
Avril 1578

Moi, Jeanne, mon jeu avec le Feu, c'est d'y être sacrifiée. Pour en arriver là, il faut que je vous dise mon histoire. Je sais communiquer avec les forces naturelles qui nous entourent. Je connais ce savoir légué par nos mères et les mères de nos mères. Je sais parler aux pierres, aux plantes et aux animaux. Je connais les plantes, je les collecte et prépare des tisanes médicinales pour le bien de tous. Mes visions me permettent de faire des prédictions. On me consulte de loin comme guérisseuse et comme devineresse. Je pratique aussi parfois des envoûtements et à la demande facilite quelques avortements. C'est pour tout cela que je fus accusée de sorcellerie et condamnée à être brûlée vive.

Née d'une mère prostituée experte dans l'art des maléfices, le tribunal m'a déclarée vouée au diable dès la naissance. A l'âge de douze ans, ma mère me présenta « l'Homme en Noir », un cavalier avec bottes, éperons et épée au côté. Il fut mon mentor, il m'initia à la magie blanche et à la magie noire en l'échange de mes faveurs. Il y a trente ans, ma mère fut jugée et condamnée à être brûlée vive sur la place du Vieux marché à Senlis. A cette époque, je fus seulement châtiée à coups de fouet.

Les nuits de pleine lune, nous nous retrouvons entre femmes de savoir dans un endroit isolé pour une cérémonie autour d'un feu, un culte de la fécondité comme cela se pratique depuis la nuit des temps. Ces réunions féminines nocturnes alimentent les phantasmes des hommes et suscitent le rejet des autorités religieuses. Nos dénonciateurs les appellent sabbat, et l'on nous accuse d'y faire le culte du Diable et d'y mettre les démons à notre service. Nous sommes supposées nous y rendre en volant à califourchon un balai entre les cuisses. Si nous volons bien pour nous rendre à la fête, c'est juste par l'effet de la pâte de belladone dont nous nous oignons les tempes et les poignets.

On nous accuse d'être possédées par le Diable et de nous accoupler avec les démons. On nous accuse de nous livrer à des actes contre-nature, embrassant le postérieur d'un grand bouc noir ou copulant avec l'animal lubrique. On nous accuse d'orgies sexuelles entre femmes. On nous accuse de préparer des potions avec des corps de nouveau-né pour séduire les hommes. Nous sommes suspectées de nous métamorphoser en succubes, affriolantes jeunes filles qui viennent séduire dans leur sommeil les honnêtes maris pour en fait accomplir leurs plus vils fantasmes.

Pour l'église, la pratique de la magie et des sorts d'invocation relève de la fréquentation des démons, ce qui en fait un crime de foi. Elle considère la sorcellerie comme une hérésie et l'Inquisition se trouve chargée de sa répression. Il est donc possible de poursuivre les sorcières dans un procès tenu par un tribunal ecclésiastique, et de les inculper. La chasse aux sorcières fut lancée. Pendant des siècles, nous fûmes traquées, persécutées. L'église condamna les pratiques de sorcellerie, supputant un complot organisé de sorcières se retrouvant au sabbat pour détruire la chrétienté en faisant un pacte avec le Diable.

Pour la justice ecclésiastique, les crimes de sorcellerie méritent le bûcher, et ce châtiment est aussi adopté depuis par les cours civiles.

On m'accuse de rendre le bétail et les gens malades, de nouer les aiguillettes rendant des hommes de bien impuissants. Je fus complètement rasée, et les juges inspectèrent mon corps jusque dans mes parties intimes à la recherche d'une marque du Diable. La tache lie-de-vin en forme de patte de lièvre en haut de ma cuisse gauche est considérée comme une preuve incontestable de sorcellerie. Les inquisiteurs m'ont brûlé les pieds et versé de l'huile bouillante sur les plaies. J'ai avoué sous la torture et la géhenne, pouvais-je agir autrement ? Je reconnus avoir commercé avec le Diable, fait usage de maléfices et avoir participé à des sabbats. Le procès fut instruit. Je fus condamnée pour hérésie et apostasie, pour avoir vénéré le Diable au cours de sabbats par nuits de pleine lune.

La sentence est tombée avant-hier : me voici condamnée à être brûlée vive jusqu'à ce que mort s'ensuive. Tout comme le fut ma mère, tout comme l'ont été toutes mes sœurs de cœur depuis des siècles. C'est ma dernière soirée et j'attends le Feu pour être délivrée. Demain, un tombereau me mènera, nu-tête et nu-pieds, juste vêtue d'une robe soufrée, au bûcher public sur la grand place de Ribemont où je serai huée par une foule immense quand le bourreau allumera les fagots. Léchée par les flammes, mes ultimes paroles avant ma libération seront ce cri de vérité : « Je suis innocente des crimes qu'on m'impute, je n'ai rien fait pour mériter le traitement qu'on me fait subir ».

Au XIIIe siècle, suite à saint Thomas d'Aquin, la doctrine chrétienne qui jusqu'alors ne croyait pas à la sorcellerie, considérée comme superstition païenne, évolue. Les théologiens considèrent alors la possibilité pour les renégats de collaborer avec les démons pour obtenir des pouvoirs surnaturels. Ce fut le début de la chasse aux sorcières. En tout, ce sont en France plus de 100 000 malheureuses accusées de sorcellerie qui furent ainsi brûlées vives sur le bûcher, et le phénomène affecta toute l'Europe avant d'être exporté en Amérique, on se rappelle l'affaire des sorcières de Salem en 1692. Il faut attendre le XVIIIe siècle pour voir cesser les procès pour sorcellerie.

Wicasa Wakan
Rosebud (Dakota du sud, Etats-Unis d'Amérique)
Mars 1627

Moi, Wicasa Wakan, mon jeu avec l'Eau et le Feu, c'est de diriger l'*inipi*, le rituel de la hutte de sudation. Je suis un indien Lakota, de la famille des Sioux, et j'habite Rosebud dans les Grandes Plaines. J'ai été initié à la médecine de la Terre-Mère par mon grand-père et c'est lui qui a fait de moi un « maître de cérémonie ». Je suis en lien direct avec le Grand Esprit.

Inipi signifie « renaître ». C'est une cérémonie initiatique de soins et de purification physique, mentale, émotionnelle et spirituelle, un processus de purification par l'Eau et le Feu dans un bain de vapeur. La construction de la hutte de sudation, la manipulation du bois, la préparation du feu et la chauffe des pierres sont des moments sacrés.

La hutte, de forme arrondie représente le ventre, l'utérus de la Terre-Mère. Elle est à l'image du cosmos. Des branches de saule sont arquées pour former une structure en forme de dôme recouverte de peaux de bisons de façon totalement hermétique. Une fosse destinée à recevoir les pierres chauffées est creusée au centre de cet espace circulaire. La porte basse est à l'est car c'est de là que vient la lumière de la sagesse. C'est dix pas vers l'est que l'on installe le foyer rituel, *peta owihankeshni*, « le Feu sans fin », dans lequel le « maître du Feu » chauffera les pierres. Une allée est aménagée entre la porte de la hutte de sudation et le foyer où les pierres seront brûlées. Seuls le gardien du Feu et le maître de cérémonie sont habilités à traverser ce chemin. A mi-chemin, la terre extraite de la fosse centrale est entassée pour former un petit tertre servant d'autel. J'y dépose ma pipe sacrée, ma *chanunpa*, et les participants sont invités à y placer leurs bijoux afin qu'ils soient purifiés pendant la cérémonie.

Le « maître du Feu » prépare de manière très précise, selon les quatre esprits et les quatre directions, le foyer avant d'y installer les pierres. Il accompagne ses gestes de la prière suivante : « O Wakan tanka, ceci est ton Feu éternel qui nous a été donné sur cette grande île. C'est ta volonté que nous construisions ce lieu d'une manière conforme au mystère. Ce Feu brûle toujours, grâce à lui nous renaîtrons purifiés et plus près de tes pouvoirs ».

Les pierres sont nos grands-pères, elles ont gardé la mémoire des temps anciens. Elles sont chauffées à rouge voire à blanc plusieurs heures avant la cérémonie. Avant de pénétrer dans la hutte, les intentions sont fixées par des offrandes de tabac, et les corps sont nettoyés par des fumigations de sauge. Les participants m'offrent un peu de tabac sacré dans des sachets en tissus.

Un par un, les officiants rentrent à quatre pattes par la petite ouverture en énonçant « *mitakuye oyasin* », ce qui signifie « nous sommes tous reliés ». Ils vont s'asseoir en cercle autour de la fosse en rampant dans le sens des aiguilles d'une montre. Une fois tous les participants installés, le « maître du Feu » apporte une à une sur le bois d'un cerf les pierres incandescentes puis je scelle la porte.

Je bénis chaque pierre en égrainant de la sauge, puis verse dessus de l'eau dans laquelle ont macéré des plantes médicinales. Beaucoup de vapeur se dégage, une grande chaleur humide emplit l'espace. Je sollicite les esprits présents, joue du tambour chamanique et chante des chants sacrés accompagné par les participants.

La cérémonie se déroule en quatre portes, quatre unités de temps, représentant les quatre directions. A chaque porte, de nouvelles pierres sont disposées dans la fosse centrale et l'on recommence les opérations, dans une chaleur de plus en plus intense et insupportable.

La chaleur et l'humidité sont éprouvantes. La transpiration et la douleur entraînent un état de conscience favorable aux visions, ce qui permet d'entrer en relation avec le Grand Esprit. A la fin de la cérémonie je suis le premier à sortir. Les participants me suivent, émergeant de la hutte comme s'ils s'extirpaient du ventre de leur mère. Ils vont ensuite se plonger dans l'eau fraîche du proche torrent.

Le culte de l'inipi était pratiqué par la plupart des amérindiens d'Amérique du Nord. Chez les Lakota, ce rituel sacré de la hutte de sudation a traversé les siècles et survécu au génocide qui a suivi l'installation des Européens. Hehaka Sapa, un Homme-médecine sioux de la réserve de Pine Ridge a révélé en 1947 cette pratique dans son ouvrage « Les rites secrets des Indiens Sioux ». Depuis, des Hommes-médecines lakota parcourent le Monde et diffusent cette technique qui est maintenant pratiquée un peu partout dans les milieux néo-chamaniques.

Swamigal
Tiruvannamalai (Tamil Nadu, Inde)
Novembre 1637

Moi, Swamigal, mon jeu avec le Feu, c'est de marcher pieds nus sur les braises. Je suis un Tamoul indien, j'habite aujourd'hui Tiruvannamalai. J'y suis arrivé il y a déjà quinze ans, destination finale d'un pèlerinage de plusieurs centaines de kilomètres depuis mon village de naissance. J'ai réalisé le trajet de façon originale : seulement habillé de cendres en provenance d'un bûcher de crémation, roulant sur moi-même comme une barrique. J'étais accompagné dans cette pénitence par quelques musiciens et toujours entouré d'un groupe de curieux enthousiastes. Cette mortification me confère jusqu'à aujourd'hui une certaine notoriété, et mes amis se plaisent à raconter cet épisode aux nouveaux venus.

Maintenant je passe mes journées sur l'esplanade devant le temple d'Arunachaleshwara, assis à côté de la cage où chantent mes deux perruches bleues. Je suis devin, j'éclaire de mes recommandations les visiteurs en quête de prédiction ou de conseils pour orienter leur vie. Dans mon travail de cartomancien ce sont mes deux oiseaux fétiches qui effectuent le tirage. Une fois par mois, les jours de pleine lune, je m'installe sur la place devant l'entrée principale du temple pour faire une démonstration de marche sur le feu.

Tiruvannamalai est consacrée au Dieu Shiva sous sa forme ignée. C'est là que le phallus coupé du Dieu se transforma en colonne de feu reliant la terre au ciel et donnant la forme du lingam. Ainsi la montagne sacrée d'Arunachala est un lingam géant. Chaque nuit de pleine lune, le sommet de la montagne s'enflamme, Shiva apparaît sous forme d'une colonne de feu. Certains sages pensent qu'il aurait agi ainsi pour éclairer Brahma et Vishnou qui se disputaient sur la place du Créateur. Pour d'autres, c'est juste à cause de sa coquine épouse Parvati qui s'amusait à lui fermer les yeux. Ce jeu qui ne dura que quelques secondes pour les dieux plongea le monde des humains dans l'obscurité pendant des années. C'est en apparaissant sous la forme d'une colonne de feu que Shiva redonna la lumière aux hommes.

Dans les grands textes sacrés que les dieux ont offerts aux hommes, la marche sur le feu trouve son origine il y a plusieurs millénaires. Dans le Mahâbhârata, Draupadî, appelée aussi Pandjalî, est née d'un feu sacrificiel. Elle devint l'épouse du héros Arjuna. Il fut amené à partager son épouse avec ses quatre frères. Pour prouver sa chasteté, Draupadî devait marcher sur le feu et braver les flammes à chaque fois qu'elle changeait de mari. Dans le Râmâyana, c'est Sîtâ qui serait la première marcheuse sur le feu, prouvant par cette ordalie sa chasteté après son séjour sur l'île de Sri Lanka chez son ravisseur Ravana.

Marcher sur le feu, c'est ma manière de montrer ma foi dans les énergies et ma confiance aux divinités. Une période préparatoire rituelle de dix-huit jours est indispensable, pendant laquelle j'observe une diète rigoureuse et une abstinence stricte. Je me produis une fois la nuit tombée sur l'esplanade devant l'entrée principale du temple d'Arunachaleshwara, accompagné de quelques musiciens joueurs de tambours. C'est là que je prépare un grand feu qui, au bout de quelques heures, devient un vaste tapis de braises et de cendres en forme d'allée rectangulaire.

Marcher sur le feu ne pose pas de problème. Il suffit d'oublier sa peur et de se connecter à son corps de lumière en faisant confiance aux divinités toutes proches. Le Feu est un ami qui nous invite à danser avec lui. Une profonde sérénité m'habite alors, et c'est en toute tranquillité que mes pieds avancent sur les braises rougeoyantes.

Entouré de nombreux spectateurs qui m'encouragent de leurs voix, je traverse le brasier sur toute sa longueur, et ce à trois reprises, avant de décoller de mes plantes de pieds les tisons adhérents et de me rafraîchir les pieds d'une cuvette de lait. Les aumônes et les offrandes offertes par les spectateurs à cette occasion me permettent de vivre sans souci.

La marche sur le feu est une pratique universelle. On l'exécutait encore récemment au cœur de l'Afrique centrale aussi bien qu'en Grèce où elle se pratique sous l'égide de Saint Constantin. Elle est attestée dans le Sud de l'Inde depuis 1200 ans avant notre ère. Elle est encore exécutée aujourd'hui au Sri Lanka et sur l'île de la Réunion où des esclaves tamouls originaires d'Inde du sud l'ont importée au XVIIe siècle.

Madoungou Pata
Léfoutou (Congo)
Juin 1672

Moi, Madoungou Pata, mon jeu avec le Feu, c'est de mobiliser ses capacités transformatrices pour convertir le minerai de fer en métal. Je suis un Téké Tsayi et j'habite Léfoutou dans la forêt équatoriale congolaise. Je ne suis ni un chef, ni un savant, mais c'est par moi que la sidérurgie est apparue dans la région. Auparavant, des étrangers venus des savanes venaient s'approvisionner en minerai sur les territoires contrôlées par mon frère aîné sans respecter les lois et sans payer les redevances d'usage. Ces atteintes aux esprits de la Terre finirent par entraîner l'infécondité de nos femmes et l'infertilité de nos sols. Les palmiers refusaient de nous livrer leur sève à « vin de palme » et les chasses devenaient infructueuses. Pour mettre fin à cette situation, je fus envoyé en stage chez nos voisins méridionaux, les Téké Lali, pour apprendre la sidérurgie auprès de Ngoubili Kobi, qui tirait son savoir de Mboula Ngoli.

C'est là que le secret du Pygmée Moukiki me fut dévoilé et que j'appris la technique, les médications, les gestes et les chants qui permettent d'obtenir le métal. C'est là que me fut enseigné le nécessaire dialogue avec le Feu. Les Pygmées ont renoncé à toute création technique, que ce soit le tissage, la céramique ou la métallurgie. Mais leur fréquentation et leur proximité avec les forces de la Nature et les Esprits leur permet d'être dépositaire de ces savoirs qu'ils n'utilisent pas pour leur propre compte. La sidérurgie est un don des Pygmées. Ces sous-hommes initiateurs ont renoncé aux arts du Feu pour se consacrer à la récolte de miel. Lors des cérémonies de réduction, c'est le chef de mes Pygmées qui choisit l'emplacement, dépose les ingrédients rituels et allume le feu. Comme tout nouveau métallurgiste, j'ai dû pratiquer l'inconcevable, cette transgression majeure qui consiste à passer entre les jambes d'un de mes Pygmées, devenant ainsi symboliquement sa femme.

Je fais creuser de profondes galeries dans la montagne pour extraire le minerai riche en oxydes de fer, ce qui n'est pas sans danger pour mes assistants. Dans un trou circulaire, mes aides entassent des couches successives de minerai concassé et de charbon de bois. Le feu est activé par deux soufflets prolongés de tuyères d'argile qui pénètrent le fourneau. La réduction dure une nuit entière avant l'obtention de l' « enfant-fer ».

Je suis un « maître réducteur » et c'est moi qui organise la cérémonie de réduction et converse avec le Feu. La naissance du métal résulte d'un échange de vie, il nécessite un meurtre rituel. Les tuyères sont déposées sur des crânes humains ou animaliers. Autrefois un esclave était immolé et ses liquides de décomposition létale versés sur les flammes pour nourrir le feu. Certains de mes collègues font avorter une femme enceinte et déposent le fœtus sous le fourneau. Aujourd'hui un chien est offert en sacrifice comme substitution au sacrifice humain. Tué, dépecé, vidé, découpé, grillé, il est consommé par les ouvriers, la tête étant réservée aux Pygmées. C'est aussi une transgression notable car, comme le dit notre proverbe, « qui mange du chien mange de l'homme ».

La sidérurgie, c'est l'accouchement du fer, une obstétrique masculine où les femmes sont rigoureusement exclues. Le rythme des soufflets évoque un coït et les allusions sexuelles sont incessantes, du « cri de la vierge » du minerai qui éclate sous les flammes au laitier qui coule comme les menstrues. En l'absence de présence féminine, c'est aux hommes de capter la puissance féminine, de commercer avec les forces de fécondité et d'assumer le pouvoir génésique. A eux d'amadouer le Feu en lui chantant pendant la réduction : « le clitoris et les lèvres noires, le clitoris me terrifie. J'ai trouvé le clitoris qui souffle sur le Feu ». Au fond du fourneau est déposée une étoupe que ma première épouse a introduite la veille dans son vagin et conservée la nuit entière. Durant toute la réduction, elle ne doit ni boire, ni manger, ni uriner, ni déféquer. Le four est une matrice, aux métallurgistes de le stimuler, de l'encourager, de le soutenir, de l'accompagner dans l'effort. Le « maître réducteur » est une sage-femme au chevet du fourneau-parturiente.

Les travaux archéologiques de Bruno ont montré que l'on produit du fer dans cette région d'Afrique centrale depuis plus de deux millénaires. Les Téké Tsayi se souviennent de Madoungou Pata comme du premier métallurgiste de leur pays. Avec l'arrivée de Mobié vers 1725, celui qui ne mange pas de python met en place un nouveau système politique. Son fils Madzou Mobié, né de mère pygmée, prend le contrôle de la sidérurgie et développe cette activité en assurant la commercialisation sur de longues distances. La diffusion des boules de métal suit alors les circuits de traite esclavagiste. Vers 1880, l'exploitation sera cédée en échange de femmes à de nouveaux venus, les Obamba. Les derniers métallurgistes cesseront leur activité à Léfoutou au tout début du XXe siècle.

Alexandre-Toussaint
Venise (Italie)
Avril 1680

Moi, Alexandre-Toussaint, mon jeu avec l'Eau et le Feu, c'est de connaître le Feu Secret des Sages. Je suis alchimiste. Caché dans mon laboratoire vénitien, je me consacre au Grand Œuvre : je m'active autour de l'athanor pour obtenir la pierre philosophale qui permet de transformer de vils métaux en or, mais pas seulement. Nous, alchimistes, savons que la formation du fœtus et la génération des métaux sont analogues. La médecine des métaux me permet d'élaborer des élixirs de longévité et des remèdes de santé que se disputent les malades.

Mon objectif n'est pas de m'enrichir, mais d'explorer les secrets du Monde. Je m'intéresse particulièrement aux liens qui unissent matière et esprit. Le travail sur les métaux est le préalable à la transmutation du physique vers le spirituel. Il existe une indéniable correspondance entre le Grand Œuvre et les étapes de l'évolution spirituelle. C'est le sujet de l'hermétisme, c'est ainsi que s'appelle la doctrine occulte des alchimistes.

Nous, alchimistes, sommes tenus au secret de nos connaissances. Nous utilisons un langage codé destiné à empêcher le profane d'accéder à nos savoirs. Les textes hermétiques dédiés à la transmutation de l'âme et à l'éveil spirituel cachent leur sens. Ne t'attends pas ici à ce que je fasse des révélations intelligibles.

Le Feu Secret des Sages est le secret le mieux gardé en alchimie. Il est dit qu'il ne peut être découvert ni par la raison, ni par les expériences chimiques. C'est la clef du Grand Œuvre car il fait ressortir l'essence vitale de la matière. Le Feu Secret révèle la présence intérieure du *spiritus mundi*, de l'esprit du Monde. Certains l'appellent sulfure et le qualifient de créatif, infernal, curatif ou piquant. Pour d'autres, il peut brûler dans les profondeurs avec la particularité de ne pas émettre de lumière. Ou encore rougeoyer sans se consumer. Autant de manières d'exprimer le Feu Secret, l'élément inflammable inconnu. L'esprit du Feu Secret pénètre la Pierre, la sublime en vapeurs avant de la condenser en Or.

Le Feu Secret peut aussi se présenter sous forme d'Eau. Ces deux éléments considérés comme opposés sont interchangeables puisqu'ils manifestent au final la présence d'une seule et même réalité. Par le Feu se découvre le nitre (le salpêtre) et la rosée.

L'énergie originelle indifférenciée se divise en deux énergies opposées, une active, le nitre, énergie vitale, une passive, le sel, énergie spirituelle. L'énergie vitale se manifeste dans les plantes et animaux, c'est elle qui les maintient en vie. Elle varie selon les cycles lunaires et solaires. L'énergie spirituelle est ce Feu Secret qui ne se retrouve que dans les humains, elle relève du royaume de l'éternité.

Mon maître Paracelse l'a écrit il y a un siècle et demi : prenez l'exemple du bois. Brûlez-le. Ce qui brûlera, c'est le Soufre. Ce qui s'exhale en fumée, c'est le Mercure. Ce qui reste en cendres, c'est le Sel. Ces trois substances composent toute matière.

Le travail alchimique sur la matière et sur l'esprit s'accomplit en trois phases qui correspondent chacune à une sorte de feu et qui se distinguent par leur couleur. L'œuvre au noir, la calcination, élimine les impuretés qui est purification du corps et ouverture au divin. L'œuvre au blanc, le lessivage, la dissolution par l'Eau qui est mise en lumière par la compréhension. L'œuvre au rouge, l'incandescence, la renaissance par le Feu, l'actualisation des idées suite à leur germination.

La salamandre est l'animal qui symbolise l'esprit du Feu Secret des Sages, elle est l'esprit du Feu. Réputée vivre dans les flammes et s'y baigner, elle crache du feu et s'en nourrit. Ses yeux éclairent la nuit comme deux soleils. Rien ne saurait la détruire, même si certains affirment que de sa peau on peut tisser des étoffes ininflammables.

Je vous plaindrais beaucoup si, comme moi, après avoir connu la véritable matière, vous passiez quinze années entièrement dans ce travail, dans l'étude et dans la méditation, sans pouvoir extraire de la pierre le suc précieux qu'elle renferme dans son sein, faute de connaître le Feu Secret des Sages. C'est lui qui fait couler de cette plante d'apparence sèche et aride une eau qui ne mouille pas les mains.

Diplomate au service de Louis XIV, le Chevalier Alexandre-Toussaint Limojon de Saint-Didier s'initie à l'alchimie à Venise et publie en 1680 « Le triomphe hermétique, ou la pierre philosophale victorieuse ». Il périt en 1689, avalé par l'Eau lors d'un naufrage en mer d'Irlande. Un siècle plus tard, les travaux de laboratoire de Lavoisier et la révolution chimique qui s'ensuivit sonnent la fin d'une alchimie pratiquée en Chine, en Inde, en Mésopotamie et en Egypte depuis au moins trois millénaires.

Shitao
Yangzhou (Jiangsu, Chine)
Avril 1688

Moi, Shitao, mon jeu avec l'Eau c'est de la peindre. Je suis aujourd'hui un peintre réputé. Mon nom signifie « Vague de Pierre » mais l'on me surnomme « Moine Citrouille-amère ». Né de sang royal, mon père princier fut tué suite à l'assassinat du dernier empereur de la dynastie Ming. Orphelin à trois ans, je dus ma vie sauve au dévouement d'un serviteur qui me confia alors à un monastère bouddhique. C'est là que je devins moine et qu'entre les méditations j'appris la poésie et les arts du pinceau.

Après une jeunesse faite de voyages de monastère en monastère, je me suis installé pendant une quinzaine d'années dans les paysages grandioses de Xuancheng, réputés pour abriter monastères et cabanes d'ermites. A la suite du peintre Hongren, des peintres fatigués des mondanités et avides d'une liberté absente sous la nouvelle dynastie mandchoue se sont installés dans cette région autour du mont Huang. Et nous nous retrouvions fréquemment entre artistes pour échanger poèmes, peindre ensemble, prendre le thé… ou vider quelques coupes de vin.

Les montagnes déchiquetées présentent leurs pics vertigineux où s'accrochent les brumes évanescentes et s'agrippent les pins torturés par le vent. Les cours d'eau se font cascades bouillonnantes ou ruisseaux joueurs bondissant sur les rochers. Mes amis et moi sommes bien là à l'école de la Montagne et de l'Eau. Montagne-Eau, c'est ainsi que nous, Chinois, calligraphions Paysage. Il faut que la Montagne s'applique à l'Eau pour que se révèle l'Universel écoulement. Il faut que l'Eau s'applique à la Montagne pour que se révèle l'Universel embrasement. Comme disait Confucius, « l'homme de cœur s'enchante de la Montagne, l'homme d'esprit jouit de l'Eau »

Me voici aujourd'hui installé à Yangzhou, demeurant au monastère de Changgan où j'ai installé mon atelier d'artiste. Ma vie n'a pourtant rien de monastique, j'ai laissé pousser mes cheveux et je porte barrette. Je fréquente volontiers peintres et poètes de la place, les suivant souvent dans leurs incartades festives et leurs célébrations du vin et de l'amour. L'hôte qui a traversé une longue vie retrouve son innocence dans l'ivresse.

La Terre anime le paysage au moyen des rivières et des rochers. Contempler une cascade, c'est se rendre témoin de la Vertu du Ciel qui s'écoule sur l'Homme. Au fur et à mesure que je le dessine, je deviens le fleuve printanier. Les eaux du fleuve coulent au rythme de mon être. Les monts et les fleuves me chargent de parler pour eux, ils sont nés en moi et moi en eux.

Le « Poignet Vide », je maîtrise cet « Unique Trait de Pinceau » né de la rencontre du pinceau et de l'encre, qu'il s'exprime sous forme de « Nuage enroulé », « Taillé à la Hache », « Chanvre éparpillé », « Fagot emmêlé », « Face de Diable », « Crâne de Squelette », « Grain de Sésame », « Or et Jade », « Pierre d'Alun », « sans Os »… Je cultive une peinture de la « Suprême Simplicité » délivrée de l'inutile. Sous mon pinceau les feuilles de nénuphars se font Eau.

Il ne faut rien moins que l'usage de l'Eau pour voir la grandeur du monde. Le courant du Tao parcourt les rivières et les « Veines du Dragon » ondulent au travers des paysages. De l'eau bondissante des cascades aux calmes étangs, des vagues marines aux rizières, je multiplie les œuvres : « En écoutant le bruit de l'eau », « En psalmodiant sur la berge », « Accroupi au bord de l'eau », « Aux abords du Fleuve Jaune », « La source au creux du roc », « Le solitaire à la pêche », « Sur l'étang aux lotus », « Non loin du mont Huang, le buffle dans la rizière », « De l'autre côté de l'Eau », « Barques à la Porte Céleste », « Ruisseau en hiver », « Le pêcheur sous la falaise », « Au bord du lac Cao », « Le torrent traversé », « le Vieux parmi les herbes d'eau », « La grande cascade »... L'homme intelligent connaît la rive en même temps qu'il se laisse emporter au fil de l'eau. Il écoute les sources et se complaît au bord de l'eau.

Shitao vécut encore une vingtaine d'années. Il nous a laissé une œuvre importante de plusieurs centaines de tableaux aujourd'hui répartis dans les plus prestigieux musées. Le « Disciple de la Grande Pureté » passe ses dernières années dans la campagne près de Yangzou, employant son temps à peindre dans une petite chaumière sur un terrain isolé au bord d'une rivière tranquille. C'est là qu'il rédige « Les propos sur la peinture du moine Citrouille-amère », un texte capital sur la pensée esthétique chinoise qui sera mis en lumière par François Cheng.

Ngwumandzeli
Inkia (Congo)
Novembre 1744

Moi, Ngwumandzeli, mon jeu avec le Feu, c'est d'utiliser ses capacités transformatrices pour convertir l'argile en poteries. Je suis une Téké Lali du village d'Inkia dans la forêt congolaise où l'on me considère comme l'inventrice de la technique céramique.

Chez nous ce sont les femmes qui pêchent dans les marigots et les petits ruisseaux. La technique la plus efficace est l'écopage : cela consiste à ménager un barrage de terre et de branchages puis à vider l'eau retenue. Il n'y a plus qu'à recueillir les poissons affolés qui s'ébattent dans la boue. Alors que j'étais jeune fille, lors d'une de ces parties de pêche, un filon d'argile fut mis au jour. La nuit même une Mamiwata m'en révéla toute l'importance et m'apprit à m'en servir pour fabriquer des poteries.

Les Mamiwata sont des créatures aquatiques qui habitent les rivières et les zones marécageuses de la forêt équatoriale. Esprits des Eaux, ces reines des rivières redoutées des hommes présentent souvent l'aspect physique d'une sirène : femme blanche à la longue chevelure, torse nu aux seins généreux et queue de poisson. Elles entretiennent des relations particulières avec les femmes, les conseillant, les envoûtant parfois. La Mamiwata maîtresse des Eaux m'a invitée à pactiser avec le Feu. Elle m'apprit le secret du Feu capable de transformer l'argile souple et humide en céramique sèche et cassante, en poterie capable de retenir les liquides et de supporter les cuissons alimentaires. C'est pour cela que la céramique est réservée aux femmes.

La fréquentation des gisements d'argile est strictement interdite aux hommes. L'argile est ramenée par les femmes au village dans de grandes hottes à lien frontal. Le montage des poteries s'opère à mains nues : une galette de pâte est plaquée sur morceau de calebasse servant de tourniquette, ce qui constituera la base du récipient. Le montage s'effectue ensuite par la méthode du colombin en superposant des rouleaux d'argile. Les potières fabriquent ainsi des formes ouvertes, petites et grandes marmites pour la cuisson des aliments, et des formes fermées, gargoulettes et dames-jeannes pour la conservation du vin de palme. Après un séchage de quelques jours au soleil puis de quelques semaines dans la case près du foyer, il est temps de procéder à la cuisson.

La cuisson est un moment redouté par la potière car un accord avec les Esprits est nécessaire à son bon déroulement, et les casses signent une dissension qui peut affecter la santé et l'ordre social. Pendant la cuisson des poteries il faut amadouer le Feu, lui parler, le chanter. Il n'y a pas de four, les poteries sont posées sur un lit d'une vingtaine de bûches fendues et recouvertes de bûches enchevêtrées qui forment une sorte de cône. Une étoupe de fibres de noix de palme est enflammée à l'aide d'un tison rapporté du foyer domestique. Au bout d'une heure les poteries sont retirées des braises à l'aide d'une perche et, encore brûlantes, sont enduites d'une teinture imperméabilisante noire faite d'une décoction d'écorce.

Au début, j'étais la seule à monter les poteries et à contrôler le feu de cuisson. Ensuite, j'ai enseigné les techniques céramiques dictées par la Mamiwata aux filles de mon village Inkia. Suite aux mariages la technique s'est diffusée aux villages environnants et finalement à l'ensemble du pays des Téké Lali où de bons filons d'argile sont disponibles.

Le centre producteur de céramique d'Inkia doit sa prospérité à la forte demande émanant des plateaux téké où l'absence d'argile interdit la fabrication de poteries. Profitant du système commercial de traite esclavagiste alors en plein essor, les poteries d'Inkia furent exportées par des caravanes de colporteurs sur plusieurs centaines de kilomètres, côtoyant dans un sens esclaves et pointes d'ivoire, dans l'autre verroterie, fusils, sel et tissus d'Europe. Moi, Ngwumandzeli, j'ai organisé ce commerce sur de longues distances en sollicitant les hommes du village pour effectuer le portage. Ce qui me permit d'accumuler une richesse devenue légendaire.

Autour des années 1850, de nouveaux arrivants téké en provenance des savanes, les Ngwongwoni mangeurs de chenilles, viennent s'installer à proximité d'Inkia. Ils fondent le centre céramique concurrent de Milimina qui connaît un essor rapide et devient vite prépondérant. Quelques potières téké étaient encore actives dans la région de Zanaga jusque dans les années 1970. La dernière d'entre elles, Thérèse Nkoli, eut le temps en décembre 1982 de raconter à Bruno l'histoire de Ngwumandzeli et de lui montrer les techniques de fabrication des marmites et des gargoulettes depuis l'extraction d'argile jusqu'à la cuisson. Elle décéda en mars 1983.

Prajâpati
Rameswaram (Tamil Nadu, Inde)
Septembre 1772

Moi, Prajâpati, mon jeu avec l'Eau, c'est de l'offrir à des pèlerins et de les en asperger. Hindouiste de la caste des brahmanes, je suis l'un des centaines de prêtres qui s'activent dans le Ramanathaswamy, le plus grand temple de Rameswaram. Cette ville maritime indienne du Tamil Nadu, en bordure du Golfe du Bengale, est considérée comme un des centres les plus sacrés d'Inde du Sud, fréquenté aussi bien par les shivaïtes que par les vishnouïtes. Cela fait des siècles que les pèlerins y affluent, je vais t'en dire le pourquoi.

L'histoire est racontée dans le Râmâyana, cette épopée mythologique écrite par les dieux et offerte aux hommes il y a plusieurs millénaires. Ecarté du trône par son père, Rama fuit. Mais son épouse Sîtâ est enlevée par le démon Ravana qui la séquestre sur l'île de Sri Lanka. Rama la délivre avec l'aide du dieu Hanuman et de son armée de singes. Il retrouve ensuite son trône et gouverne avec une grande sagesse. Rameswaram est considéré comme le pays du dieu Rama. C'est à partir d'ici qu'il construisit le pont de pierre pour rejoindre Sri Lanka et délivrer Sîtâ. Ce septième avatar du dieu Vishnou a sanctifié ce lieu en y rendant grâce à Shiva après sa bataille victorieuse de Lanka.

Le temple de Ramanathaswamy est une célébrité architecturale. Sa construction s'est étalée sur presque un millénaire, mais il est aujourd'hui terminé. De l'extérieur on peut admirer les *gopuram*, ces hautes tours recouvertes de sculptures colorées. A l'intérieur, les corridors et leurs colonnades magnifiquement sculptées sont mémorables. Ne dit-on qu'il possède le plus long corridor du monde, celui aux 1212 colonnes. Mais ce que viennent chercher les pèlerins qui parcourent ces vastes espaces sous le regard des statues, c'est de passer de puits en puits pour se faire asperger d'eau lustrale.

Les portes du temple ouvrent à quatre heures du matin, les musiciens réveillent bruyamment les dieux et la file de fidèles se forme, elle ne s'achèvera que tard dans la nuit. Pour pouvoir accéder au centre du sanctuaire les dévots doivent se purifier le corps et le cœur en se baignant dans une série de *tirtham*, en tout soixante-quatre dans le temple et aux alentours qu'il convient de parcourir dans un ordre précis. Chaque puits d'eau sacrée possède des vertus particulières. Le premier, le plus important et celui par lequel commence le pèlerinage est *Agni tirtham*, le *tirtham* du Feu. En fait c'est la mer, la baie de Bengale puisque dans la tradition hindouiste le Feu est né de l'Eau. On s'immerge dans l'eau salée à proximité du temple, sous des portiques fouettés par les vagues. Les nuits les plus bénéfiques sont celles de la pleine lune et de la nouvelle lune. Les couples en mal d'enfants s'y rendent et accordent leurs prières à Shiva pour voir leur vœu exaucé. La série des bains et aspersions se poursuit selon un itinéraire précis dans les campagnes avoisinantes avant de s'achever par les vingt-deux *tirtham* situés à l'intérieur du temple. Ces vingt-deux puits sacrés correspondent aux vingt-deux flèches du carquois de Rama, celles qui ont permis la victoire sur Ravana.

Ma place, c'est le vingt-deuxième *tirtham*, *Kodi tirtham*, le dernier du temple, celui qui est considéré comme le plus sacré de tous. C'est l'emplacement où Rama ficha en terre sa dernière flèche et fut absout du meurtre du démon Ravana. L'eau lustrale destinée à maintenir humide le lingam de Shiva vénéré dans le temple jaillit alors. J'officie aujourd'hui à proximité d'un bassin aquatique où l'eau croupie a une couleur verdâtre. Une file ininterrompue de dévots attend son tour. Je passe ma matinée de service à plonger un seau dans le puits, à le remonter à la surface et à en verser d'un coup sans ménagement le contenu sur le crâne du pèlerin qui, tête baissée, se signe devant moi. Il se redresse, réajuste le pagne qui lui sert de cache-sexe et tout sourire, repart trempé dans le corridor pour gagner le cœur du temple. Son suivant le remplace derechef. Les dévots endossent des habits secs après les vingt-deux bains, offrant généralement leur pagne mouillé aux miséreux.

Les pèlerins peuvent alors effectuer le *darshan*, la capture du Shiva-lingam par le regard. Une longue file d'attente qui peut durer des heures permet, pas à pas, de s'approcher du cœur du sanctuaire et, l'espace d'un instant, se prosterner et se recueillir avant de laisser sa place. Le lingam de Rameswaram est considéré comme l'un des douze lingam les plus sacrés de l'Inde.

Cela fait des siècles que chaque jour des cohortes de dévots s'adonnent aux 64 bains sacrés avant d'aller se recueillir devant le lingam de Shiva. Les tsunami de 1964 et de 2004 qui ont dévasté toute la côte faisant de nombreuses victimes ont miraculeusement épargné le temple de Rameswaram.

Célestin
Labassère (Hautes-Pyrénées, France)
Octobre 1847

Moi, Célestin, mon jeu avec l'Eau et le Feu, c'est sous l'apparence d'une grange foraine, de leur construire un temple, en toute ignorance. Cela fait plus de deux ans que j'y travaille avec l'aide de mes voisins, mais c'est moi qui dirige l'ouvrage. Maintenant, ça y est, et ce malgré les retards occasionnés par deux hivers très rigoureux où la neige contraria grandement l'avancée des travaux. Et je suis vraiment très fier de ce que nous avons réalisé. Nous venons de conduire mes vingt-deux vaches jusqu'ici, et le soleil n'est pas passé derrière la montagne que les voici installées dans leur nouvelle demeure. La grange foraine qui leur est destinée est enfin prête à les accueillir. Je la sais suffisamment solide pour qu'elle me serve tout le restant de mes jours. Je sais aussi que mes enfants et les enfants de mes enfants seront heureux d'y abriter leurs troupeaux, et cela sans doute pendant plusieurs siècles.

La partie basse du flanc de la montagne surplombant le ruisseau de la Marrosque est un emplacement propice. La pâture environnante est excellente et les bêtes peuvent facilement descendre s'abreuver. Les travaux commencèrent par un imposant terrassement, les voisins et les ardoisiers furent sollicités. En tout quinze gaillards à manier pelles et pioches pour creuser et dégager la terre, quinze gaillards dont la fatigue s'évaporait dans l'atmosphère festive. C'étaient de belles journées automnales. Chaque midi les femmes apportaient dans leurs paniers victuailles et bouteilles. Il fallut entamer la pente, décaisser une surface plane suffisante pour ménager l'emplacement de la grange. Une chance, la terre était meuble. Pas d'affleurement de filon de schiste, une belle argile ocre, le travail d'excavation fut facile.

L'emplacement dégagé, l'édification pouvait démarrer. Les travaux commencèrent par la pose d'un piquet central, enfoncé au centre du futur édifice. Ce fut l'occasion de lever un verre à la future construction. Je n'ai pas manqué de m'entretenir avec l'abbé Pfeiffer au sujet de mes projets architecturaux. Selon notre tradition, il est indispensable de se placer sous la protection de l'Eglise et de lui accorder une obole pour que les travaux se réalisent sans encombre.

C'est à partir du piquet central que les mesures du rectangle à bâtir seront relevées. Six mètres en largeur, dix-huit mètres en longueur, dix-neuf mètres en diagonale. Comme il est d'usage dans nos granges foraines, l'étage sert de fenil, le foin entreposé pouvant être directement poussé dans le vide longeant les murs pour tomber dans les râteliers l'étage en dessous. Dans la partie orientale de la grange, un petit coin est aménagé en abri occasionnel pour le vacher avec table, chaise et couche. Un évier de pierre s'écoule sur l'extérieur. Ici pas besoin de cheminée, la chaleur des bêtes suffit.

Puis commença la ronde des chars à bœufs destinés à approvisionner le chantier en matériaux. Les pierres charriées par le torrent de la Marrosque ne suffirent pas à l'édification des murs, il fallut aussi des moellons de schiste en provenance d'une proche carrière, pas plus d'un kilomètre. Pour les ardoises, nous ne pouvons pas être mieux servis. Plusieurs centaines de travailleurs exploitent les célèbres gisements de Labassère, on dit que leur production aurait servi pour la construction de la cathédrale de Paris et de bien d'autres fleurons de l'architecture gothique.

Après le passage à gué franchissant la zone marécageuse jouxtant la Marrosque, la montée escarpée menant à la grange se fait laborieuse. Les ahans et les coups de triques des conducteurs dopent les animaux de trait dans leur effort et les travailleurs sont souvent mis à contribution pour pousser les charrettes et dégager leurs roues des ornières boueuses.

Les forêts environnantes furent sollicitées pour fournir les poutres et les bois de charpentes. Les troncs sont utilisés bruts ou à peine dégrossis. Il revint au menuisier de Labassère de fournir la petite porte à deux vantaux pour le coin servant d'abri de berger, la grande porte à trois vantaux pour le passage du bétail, et à l'étage les deux portes du fenil par où chaque été seront fourchées les bottes de foin. Le plancher et le bardage des pignons est sont réalisés avec des planches brutes fournies par les scieurs de long de Trébons. Et pour finir, un badigeon de lait de chaux destiné à purifier l'intérieur de l'étable.

Ce soir, les vaches sont rentrées, les amis sont partis et je m'accorde en ce coucher de soleil la saveur de la contemplation. La Marrosque torrentueuse fait résonner son chant en contrebas. Les milans royaux du voisinage viennent faire leurs rondes, et aussi les vautours en provenance de leurs nichoirs des falaises du Pibeste à une vingtaine de kilomètres. Une chevrette et ses deux faons s'approchent, presque à me lécher les pieds. Le soleil rougeoie la montagne.

Pendant presque un siècle et demi la grange de Célestin joua son rôle d'étable et de fenil. Des changements dans la circulation des eaux souterraines affectèrent la grange dont une petite moitié fut régulièrement inondée, la rendant en partie impropre à l'abri du bétail. Célestin n'avait pas le pressentiment que sa grange changerait de fonction pour devenir Temple de l'Eau et du Feu. En creusant l'emplacement du foyer rituel, Bruno retrouvera le piquet central implanté lors de la fondation de l'édifice.

Ollokot
Wallowa Valley (Oregon, Etats-Unis d'Amérique)
Juin 1877

Moi, Ollokot, mon jeu avec le Feu, c'est de lui faire porter ma parole. J'appartiens à la tribu amérindienne des Nez-Percés qui occupe depuis des temps immémoriaux les plateaux arides de l'Oregon et de l'Idaho dans le nord-ouest des Etats-Unis d'Amérique. Je te rapporte les dernières paroles de mon père Tuekakas : « Mon fils, mon corps va retourner à ma mère la Terre et mon esprit va voir le père Grand Esprit. Encore quelques années et l'homme blanc sera là, ils ont les yeux sur ce pays. Tu te boucheras les oreilles quand on te demandera un traité vendant ta Terre. Notre Terre vaut mieux que de l'argent. Cette Terre renferme le corps de ton père. Ne vends jamais les os de ton père et de ta mère. »

J'aime cette Terre plus que le reste du monde, un homme qui n'aimerait pas la tombe de son père est pire qu'un animal sauvage. La Terre et moi-même sommes du même esprit. La Terre a été créée avec l'aide du Soleil et elle doit être laissée telle qu'elle est. Contentons nous de laisser les choses telles que le Grand Esprit les a créées. Les Blancs, ils changent le cours des rivières s'il ne leur convient pas. Les Blancs se moquent de la Terre, partout où ils la touchent, il laissent une plaie. Nous ne voulons pas des chariots de fer qui font du bruit sur les terrains de chasse des bisons.

Notre peuple est entré pour la première fois en contact avec les Européens lors du passage de la mission Lewis et Clark en 1805. Nous avons entretenu de bonnes relations avec les Américains, et, lors de la guerre Cayuse en 1847, nous, les Nez-Percés, avons pris le parti des Etats-Unis plutôt que de rejoindre nos frères en lutte. A la fin de la guerre, en 1855, les territoires indiens sont ouverts à la colonisation et les indiens obligés de quitter leurs terres ancestrales pour être déportés dans des « réserves ». Vu notre rôle pendant la guerre, les Nez-Percés obtiennent par le traité de Walla Walla une réserve de 30 000 km^2 qui nous permet de rester sur nos terres de Wallowa Valley. Mais en 1860 de l'or est découvert dans la réserve, entraînant l'installation illégale de 5000 orpailleurs et la fondation de la ville de Lewiston. Des colons agriculteurs suivent. En 1863, la réserve n'est plus que de 3000 km^2. En 1877, en violation du traité de Wala Wala, le gouvernement des Etats-Unis nous ordonne de quitter Wallowa Valley pour nous installer dans l'Idaho, dans la réserve de Lapwai.

Ce jour de juin, Chef Joseph est absent et c'est moi, son jeune frère qui reçoit l'émissaire du général Oliver Howard. Le militaire est intransigeant, aucun moyen de discuter. Il nous informe simplement que nous avons trente jours, pas un de plus, pour abandonner les lieux et déguerpir avec tous nos biens vers la réserve de Lapwai. Il me faut prévenir Chef Joseph de toute urgence.

Je sais faire parler le Feu, je sais lui donner ma parole et la faire porter par le vent. Nous ménageons un monticule de bois mort, de branchages et de bûches, que nous allumons. Le feu est recouvert d'herbe verte destinée à produire une épaisse fumée. En couvrant et découvrant ce feu à l'aide d'une couverture selon des intervalles réguliers, des nuages de différentes tailles s'élèvent vers le ciel. Le code convenu pour un retour rapide de Chef Joseph au camp est un gros nuage de fumée suivi de trois petits, un gros, trois petits, un gros, trois petits… Je forme ainsi des signaux de fumée visibles jusqu'à une trentaine de kilomètres à la ronde. Heureusement, nous avons prévu un poste pour relayer l'information en direction de Chef Joseph distant ce jour d'une cinquantaine de kilomètres. Le message envoyé y est dupliqué par un nouveau feu intermédiaire. C'est cette deuxième colonne de nuages de fumée, au rythme de un gros, trois petits, qui parviendra au regard de Chef Joseph et lui donnera l'information de rentrer de toute urgence au campement.

Sitôt Chef Joseph revenu et informé, les Nez-Percés tinrent conseil. La décision fut prise de quitter immédiatement la Wallowa Valley. Des affrontements avec des colons blancs entraînèrent l'intervention des troupes du général Nelson Miles. Poursuivis par l'armée, les Nez-Percés entreprirent une retraite de trois mois et demi sur près de 1900 km qui les mena vers la frontière canadienne. Ollokot et beaucoup d'autres furent tués dans les batailles qui ont ponctué cette fuite. Chef Joseph se rendit le 5 octobre 1877, ils n'étaient plus que 418, femmes et enfants compris, à être déportés au Kansas, dans une zone marécageuse et paludéenne.

Odette
Sambin (Loir-et-Cher, France)
Janvier 1942

Moi, Odette, mon jeu avec le Feu, c'est de le rêver. Cela fait quelques mois que je viens d'avoir douze ans, je suis maintenant « jeune fille ». J'habite une vieille ferme délabrée que Marius, mon papa, n'a pas eu le temps de restaurer complètement. Cela fait un an et demi que je vis là entre femmes, avec maman Yvonne, ma grand-mère maternelle Adélaïde et ma grand mère paternelle Georgette. Les deux vieilles acariâtres se haïssent. Ce ne sont tout au long du jour que chamailleries et vilenies. Parfois Yvonne tente en vain, souvent excédée, de séparer ses aînées. Elle reporte alors sa hargne sur moi. La vie du gynécée n'est pas tranquille. L'homme manque. Marius, mon papa maçon, a été pris. Pris par les Boches en juin 1940 à Douains, donné aux envahisseurs quand les officiers français, abandonnant leurs troupes, ont fui le front dans la débâcle. Papa est maintenant dans les neiges de Silésie, à traîner des troncs de sapins sur les pentes forestières, attelé comme une bête. Peu de nouvelles, les lettres en provenance du stalag sont rares, et les colis au prisonnier que nous envoyons outre-Rhin n'arrivent pas souvent à destination.

Le ventre est vide, certes moins que ceux de la ville, mais l'argent manque. Le café, le sucre et l'huile font défaut. Il faut payer le pain. Les poules, les lapins et le potager suffisent à peine à nous nourrir. Heureusement que les topinambours poussent à foison. L'automne a été salvateur, avec ses fruits, ses champignons et ses châtaignes. Un lièvre pris au collet offert par notre vieux voisin braconnier est toujours bienvenu.

Par cette nuit de froid brouillard et de neige fondue, sans feu dans la cheminée par économie de bois, je m'endors comme chaque soir dans mon lit d'enfant, recroquevillée entre le matelas fait de feuilles de maïs sèches et l'édredon empli de plumes de canards. Je sens nettement sous mes reins le relief de formes dures qui me dérangent, des profils de tuyaux. Dissimulées sous le matelas, quatre armes à feu : trois fusils de chasse Manufrance et un Berthier à baïonnette Rosalie hérité de la « Grande Guerre », celle de 14-18. Mon lit d'enfant sert de cache. Les Boches installés à la mairie avaient demandé à la population de livrer toutes les armes détenues par les villageois. Mais pour la plupart des hommes, pas question de se départir de leur armement. Une planque dans l'intimité d'un gynécée semblait aux récalcitrants une alternative sécurisée, tout au moins pour eux.

Donc je m'endors sur les armes à feu, et les rêves m'entraînent. Loin de Sambin, loin de la guerre, loin de maman et de mes grands-mères revêches, je rêve. Me voici devenue adulte. J'ai chaud, très chaud. L'air est moite, humide, la touffeur accablante. Je marche dans une forêt, oui, une forêt. Les arbres en sont très hauts, on ne distingue que leur base, certains ont des troncs énormes. La canopée est si dense que dessous la pénombre est intense, c'est presque nuit. Le soleil est totalement absent. Les nombreux papillons qui virevoltent de toute part en perdent leur couleur. Le chant des oiseaux invisibles y est assourdissant.

Je me sais maintenant dans la forêt équatoriale, celle du Larousse que maman a remporté avec l'obtention de son certificat d'études. Maintenant je ne suis plus seule. Je suis accompagnée par un jeune adulte. Il s'appelle Bruno. C'est mon fils. Je lui demande de me mener aux Pygmées. Il reste impassible. Je l'implore, le supplie, entre en colère, lui ordonne. Il sourit tranquillement, et pour finir me dit simplement « viens ». Je me calme instantanément et suis mon fils, fière de moi en tant que mère, fière de lui en tant que mon fils. Nous avançons dans la forêt, et cela dure longtemps, longtemps. Maintenant les oiseaux se taisent à notre passage. Les serpents s'éloignent en d'indolentes reptations. Des mammifères curieux viennent à notre rencontre : tigre, lion, singe, et pour finir même un éléphant blanc. Pas question de les chasser, les fusils dorment aussi. Ces animaux se postent gentiment à distance tout en observant les deux marcheurs. Nous arrivons au bord d'une rivière. Le courant y est frénétique, les flots bondissent sur des rochers et des rapides éclaboussent les berges. Tant de violences aquatiques rendent la traversée impossible. Bruno profère : « les Pygmées sont sur l'autre rive et ils ont le feu ». Le rêve s'arrête.

Cette nuit-là des sombres années belliqueuses, sur un lit d'armes à feu, Odette fit ce rêve prémonitoire. Deux ans plus tard, les armes seront récupérées par les résistants planqués dans les forêts alentours. Quatorze ans de plus et elle enfante Bruno. Vingt-quatre ans passent et Bruno lui fit découvrir la forêt équatoriale congolaise, l'emmenant à la rencontre des Pygmées Akwa. C'est ainsi qu'Odette croisa Likibi, le Pygmée Akwa porteur de feu, et que se matérialisa son rêve d'adolescente.

Don Canino
San Cristobal de las Casas (Mexique)
Août 1978

Moi, Don Canino, mon jeu avec l'Eau et le Feu, c'est de les savoir se combiner en Arc-en-ciel et d'en dire les couleurs. Mon jeu avec le Feu c'est de le domestiquer et d'en faire mon ami et mon guide. Je suis un Indien des Chiapas, de sang mêlé Yaqui-Huichol, mais mon maître, mon benefactor El Gato était Raramuris. C'est lui qui m'apprit à Voir, à voir le Monde. Et qui fit de moi ce petit homme souriant et facétieux, un peu herboriste, un peu guérisseur, un peu sorcier. Je connais le langage des buses et des lézards, des cactus et des fraisiers, des champignons et des lichens, des galets d'obsidienne et des éclats de quartz. Celui des hommes aussi.

Je vais te parler de ce que j'appelle « la Cérémonie de l'Arc-en-ciel », et je t'invite vivement à la pratiquer dès que ce sera le moment. A chaque apparition de l'arc céleste, il est impératif d'arrêter toute activité et de se figer dans sa solitude en faisant face à l'arche colorée, et ce jusqu'à ce qu'il s'estompe totalement. Ici, pas de parole, pas de chant. On ne l'invective pas, ne l'apostrophe pas. Pas même un chuchotement ni un murmure : parler avec l'Arc-en-ciel passe par le silence. Il suffit d'être présent à lui, de s'ouvrir à lui, d'écouter la qualité de son silence et de partager son sourire de lumières. De quoi élargir son regard à la magie du monde en tant que monde de couleurs.

L'Arc-en-ciel, c'est le mariage du Feu et de l'Eau. La grande arche se rend visible aux humains quand s'opère cette liaison, cet accord, cette alchimie subtile entre le Feu du Soleil et l'Eau des nuages. Il est toujours présent mais ne se montre qu'avec parcimonie. Le reste du temps il repose sous la surface du sol, dans les entrailles de la Terre.

L'Arc-en-ciel est l'ordonnateur, le manipulateur des sept couleurs qu'il distribue de manière équilibrée dans sa teinture des papillons et des fleurs, dans son coloriage du Monde. Fréquenter cette union de l'Eau et du Feu dans son intimité permet d'accéder pleinement à la polychromie… et de percevoir qu'il ne s'agit pas là seulement de phénomènes visuels. Les couleurs chantent, les couleurs parfument, les couleurs se caressent, les couleurs se dégustent. Pratiquer la Cérémonie de l'Arc-en-ciel assidûment permet, au bout d'un certain temps, de partager avec les initiés à la mescaline le privilège d'être dans la confidence de l'avant de l'Arc-en-ciel… et de goûter au sérieux plein d'humour de l'être.

Maintenant quelques mots sur le Feu. Le Feu est du Soleil descendu sur Terre. Si les flammes s'élèvent vers le ciel, c'est pour rejoindre le Soleil, et, la nuit, le renforcer en participant à sa renaissance matinale. Le feu sauvage, celui engendré par la foudre et les volcans, celui qui échappe au contrôle des humains, est un feu colérique et destructeur qui efface tout sur son passage. Le Feu est comme un animal turbulent. Il doit être apprivoisé, domestiqué pour être bénéfique. Maîtrisé, il éclaire, réchauffe, cuit les aliments, protège des prédateurs, réconforte pendant les ténèbres.

Le Feu doit être pacifié, dressé, domestiqué, de même qu'on le fait pour un cheval. Le contrôle du Feu passe par une complicité intense entre cet élément et son maître. L'allumage requiert une application et une implication maximales. Il s'agit d'établir un dialogue avec le Feu, de le nourrir de brindilles et de branches, de le soigner, de le chanter, de l'amuser. Il en va de tout notre être, à nous de placer dans cet acte toute notre conscience et notre recueillement.

Et la relation est évidente quand la familiarité avec son feu est bien établie. Pour qui sait l'écouter, le Feu donne conseils et consignes, il indique les moments et les actions favorables. La complicité est optimale quand il y a identification avec l'esprit du Feu. C'est le privilège des sorciers et des chamans d'avoir ainsi accès à d'autres mondes et de vivre des états modifiés de conscience en suivant simplement les flammes et les fumées.

C'est dans un minuscule café sombre tout chaulé de San Cristobal de las Casas que Don Canino a rencontré Bruno, faisant de lui (en le pinçant fortement) un apprenti-chaman. En février 2009, le sorcier mexicain quitta son corps, non sans faire partager à Bruno cette fulgurante glissade de grâce, de béatitude et de sérénité dans la blancheur inénarrable. Bruno rapporta ces épisodes dans son opuscule « Tantra, chamanisme et jardinage, de la cueillette organisée au potager libertaire ».

Likibi
Mossendjo (Congo)
Février 1982

Moi, Likibi, mon jeu avec le Feu, c'est de le produire et de le porter. Je suis un Pygmée Akwa de la forêt équatoriale congolaise. Plus ou moins nomade et capable de me déplacer avec ma famille sur des centaines voire un millier de kilomètres, il m'arrive d'aller jusqu'en Centrafrique. Mais depuis quelque temps déjà nous nous trouvons bien tranquilles non loin de la frontière gabonaise, à une quarantaine de kilomètres au nord-ouest de Mossendjo.

Je suis assurément le plus âgé du groupe familial qui m'accompagne. Je me sais déjà vieillard, mes dents rongées par les caries me font aujourd'hui souffrir en permanence et mes jambes ne me permettent plus de poursuivre l'antilope ou de chasser l'éléphant comme naguère. Mon père m'a dit né quelques jours après que le soleil s'est caché, cela fait donc 35 ans. Ce que confirment Mondocteur et Masœur quand ils viennent me visiter. Les jeunes me respectent, et ma dernière épouse de 14 ans vient de me donner un beau garçon.

Notre vie, c'est la forêt. Nous connaissons parfaitement les animaux et les plantes, nous dialoguons en permanence avec les Ancêtres et les Esprits de la Nature, qu'ils se cachent dans les arbres, les rochers ou les tourbillons aquatiques. Nous amadouons les Esprits par nos chants et le son de nos harpes.

Ces liens font de nous de grands féticheurs, et les Bantous, les Grands Hommes, viennent parfois nous consulter.

Aujourd'hui une demi-douzaine de *mindele*, c'est ainsi qu'on nomme les Blancs, se sont aventurés dans la forêt profonde. Mondocteur, Odette que je prends pour Masœur, Bruno et quelques autres ont emprunté le pick-up de l'hôpital de Mossendjo. Cette « mission médicale » leur a permis d'accomplir les quarante kilomètres de piste qui séparent la préfecture de la zone que je fréquente.

L'interprète qui les accompagne m'a fait part de leurs impressions. La forêt leur semble étrangement sombre et claire à la fois. Sombre car la lumière du soleil ne saurait traverser la canopée, claire car la végétation est assez clairsemée au niveau du sol et facilement pénétrable, justement à cause du manque de soleil. Leur marche fut tranquille, juste perturbée par la présence sur les sentiers, de plusieurs colonnes de manians, ces grosses fourmis noires dont les gardiennes sont dotées de pinces redoutables. Elles sont réputées pour vider les poulets de l'intérieur et même, si l'on n'y prend garde, les bébés. Les malheureux visiteurs qui n'ont su voir à temps les fourmis durent, pour se débarrasser des centaines d'agresseuses, se dévêtir et plonger entièrement dans le ruisseau le plus proche. Certains eurent aussi quelques déboires avec les arbres, ayant empoigné une branche urticante ou hérissée d'épines. On ne leur a donc jamais appris de ne pas se tenir aux branches !

Je leur enseigne la récolte du miel dans les arbres creux, je leur apprends la lecture des traces et des déjections animales. Ici une antilope est passée il y a moins d'une heure, là des excréments indiquent la présence de buffles hier soir. La fiente du lion attire comme toujours de nombreux papillons multicolores qui virevoltent et s'enivrent du parfum excrémentiel.

Odette me raconte le rêve envoyé par nos Esprits, et c'est ainsi qu'elle décrit la rencontre du jour : sans un bruit, émergeant de nulle part, de l'eau jusqu'à la poitrine, un groupe de petits hommes comme sortant de la brume approche, tout sourire. Leurs incisives sont limées en pointe, ce sont des Akwa. Celui qui arrive en tête tient précautionneusement entre les mains un emballage de feuilles repliées sur elles mêmes, objet de toute son attention. Quel trésor transporte-t-il ? Il nous dit de le suivre et qu'il nous montrera. Quelques braises rougeoyantes, seule manière de transporter le feu avec soi de campement à campement pour éviter la tâche d'initier un nouveau feu.

Une fois le nouveau camp installé, la soirée se prolonge autour du feu. A la demande insistante des visiteurs, je leur explique et leur enseigne (en vain) ma technique d'allumage du feu : un seul coup de percussion d'un silex sur un petit morceau de ferraille, et l'étoupe bien sèche à base d'une moisissure recueillie sur les troncs de palmiers s'embrase avant de s'enflammer…

Likibi est décédé quelques mois après cette rencontre. Depuis, les Pygmées ont été regroupés et fixés dans des villages installés au bord des pistes par le gouvernement congolais, ce qui ne les empêche pas de poursuivre leurs modes de chasse millénaires sur de grandes distances. L'argent distribué sert principalement à s'alcooliser. Et aujourd'hui, comme tout un chacun, les Pygmées possèdent leurs téléphones portables et allument leurs feux avec des allumettes.

Devi Shakti
Yamunotri (Uttarakhand, Inde)
Août 1998

Moi, Devi Shakti, mon jeu avec l'Eau c'est d'en laver le corps et d'en charger le linge, mon jeu avec le Feu c'est de le servir et d'en faire mon compagnon domestique. Je suis une *yogini*, une pratiquante de yoga, mais aussi une *tantrika*, une ascète dévote du dieu Shiva vivant dans le dénuement. Je passe tous mes étés en retraite solitaire dans les montagnes himalayennes. Cette année, je me suis installée à Yamunotri, à la source de la rivière Yamuna, le plus grand affluent du Gange. C'est là que Bruno guidé par quelque sadhou est venu me rendre visite pour passer quelques jours en ma compagnie.

J'habite une cabane de pierre restaurée pour l'été avec, juste devant, une aire dégagée, soigneusement balayée, au milieu de laquelle est installé un foyer entouré de quelques pierres. Je passe ma journée à vivre, simplement vivre, en dansant la sacralité du Monde et en faisant de chaque rire un acte de dévotion. Ma vie quotidienne s'articule autour de l'Eau et du Feu, et chacun de mes gestes ménagers est offrande et méditation.

Voici quelques-uns de mes conseils pour vivre le sacré. Juste avant le lever du jour, j'invite à s'immerger totalement par trois fois et à se laver dans l'eau froide d'un torrent. Le mieux serait sous une cascade. Il est essentiel par cette pratique de quitter le monde de la nuit, du sommeil et des rêves, et ce afin d'accompagner sereinement la naissance du nouveau jour. Commencer la journée par un nettoyage de l'aura des effluves et énergies nocturnes permet de rester en forme, de renforcer son système immunitaire et ainsi d'éviter les maladies. L'eau froide réveille le feu intérieur pour aborder les activités diurnes avec le maximum de potentiel.

Il est tout aussi important de charger, de nourrir le linge que l'on porte par l'Eau et par le Feu. Pour le lavage, choisir une eau courante, eau de source ou de rivière, une eau sacrée de préférence. Laver le linge à même le torrent ou sous les remous d'une cascade, en oubliant les eaux stagnantes ou, pire, celles ayant transité par des tuyauteries et subi des altérations chimiques. Puis le linge tout chargé d'eau est étalé au Soleil, que la chaleur sèche du grand Feu de l'Univers se substitue à l'humidité froide retenue par les fibres du tissu. C'est cette alliance de l'Eau et du Feu dans l'étoffe qui fait du vêtement à la fois un protecteur et un prolongement du corps, une seconde peau.

Le Feu est enfant du Soleil. Il pénètre notre corps, soit directement par l'intermédiaire de la peau en le chauffant, soit de l'intérieur par l'intermédiaire de l'eau, des tisanes qu'il tiédit et des aliments qu'il cuit. Il est important d'alterner aliments crus, fruits et légumes fraîchement récoltés, et aliments cuits tout chargés de la puissance des flammes. Le Feu est un vecteur indispensable à notre bonne santé et à notre vitalité. Il convient d'alimenter continuellement le feu interne. Le jour où il nous quitte, c'est la mort.

La préparation et l'entretien du foyer domestique requièrent toute notre attention. Le Feu est un être vivant dont on doit s'occuper avec le plus grand soin. Même éteint, le Feu est toujours présent bien qu'on ne le voie ni ne le sente, simplement... il dort. Quand on le rallume, en fait on le réveille, et il convient d'y porter toute sa dévotion, de le faire avec les mots et les gestes appropriés. Il est indispensable de parler au Feu, de lui réciter des mantras. Et de le nourrir avec des combustibles choisis à leur juste valeur. Chaque brindille, branchette, branche ou bûches doit être vénérée avant d'être offerte aux flammes. Et pas question d'alimenter en ordures le bénéfique foyer domestique. Le jour se passe en dialogue permanent avec le Feu.

En ce mois d'août 1998, Bruno passa quelques jours en compagnie de Devi Shakti. Cette yogini fut son initiatrice sur la voie du tantrisme. Au moment de leur séparation, elle lui remis une feuille sale pliée en huit avec écrites les 27 phrases du « cercle des 27 lunes ». Passeur de cette sagesse et tradition, Bruno rapporta cet épisode dans son opuscule « Le Collier de Minimes Lunaires de Devi Shakti, vingt-sept clefs tantriques pour s'ouvrir au monde ». Depuis lors, Devi Shakti a quitté Yamunotri et les recherches pour la retrouver sont restées vaines.

Sylvie et Stéphane
Mortagne-sur-Sèvre (Vendée, France)
Novembre 2018

Nous, Sylvie et Stéphane, notre jeu avec l'Eau, c'est un chemin de conscience que nous parcourons de sa forme manifestée à son essence spirituelle. Nous nous laissons toucher par sa résonance, nous nous mettons à son écoute pour en sentir la vibration. En la plaçant au centre de nos cérémonies, en l'honorant par nos chants, nos prières, nos mantras, l'eau s'égaye. La boire est une danse et l'eau vivante coule en nous comme un ruisseau régénérant chaque cellule de notre corps.

C'est sans doute la Sèvre, la rivière qui coule sous notre moulin, qui nous l'a murmuré. L'été, elle se glisse indolente entre les rochers et les plantes sauvages, nous invitant à la méditation et à la contemplation. L'hiver, ses eaux tumultueuses et débordantes nous rappellent la puissance de la Nature et nous invitent à l'humilité. Cet ancien moulin s'est transformé au gré des révolutions industrielles, apportant à l'homme l'énergie dont il avait besoin. Tissage du chanvre, tannage, fabrique de chaussures, la rivière n'a que faire de notre agitation. Elle continue son chemin, impassible, emportant dans son lit ce que l'homme y dépose. Aujourd'hui, elle se réjouit de partager la joie et l'attention que nous lui portons en accueillant des groupes.

Moi, Sylvie, du plus loin que je me souvienne, la rivière a toujours été présente dans ma sphère. Enfant, c'est la Moine qui rythmait mes saisons, puis la Sèvre que je traversais de rive en rive, en sautant sur ses gros rochers de granit. Incarnation sous le signe de l'Eau ? Réincarnation de sirène ? J'aime à y croire… Moi, Stéphane, c'est la chaude humidité amazonienne qui m'anime. La forêt est une invitation à entrer dans le dialogue avec les arbres, les plantes, les grenouilles, les esprits, à mettre en résonance notre nature intérieure et la forêt primordiale.

Toute ces rivières nous ont amenés à l'océan, et c'est tout au bout d'une île que nous aimons nous retrouver au coucher du soleil pour célébrer le passage du cycle des jours. Ici, adossés à la falaise calcaire que surplombe le phare de Chassiron, nous assistons, l'esprit en éveil, à la plongée du soleil dans les eaux primordiales. Entre chien et loup, le glissement du crépuscule plonge l'être dans les profondeurs de la nuit. Et dans l'ombre qui s'installe, les rayons du phare balayent l'horizon tel un fanal qui nous guide dans l'obscurité.

Notre Terre, la planète bleue, porte depuis son origine la même quantité d'eau qu'aujourd'hui. Notre corps est constitué de 70 % d'eau, nos cellule de 99 %. Pour la Terre comme pour notre corps, elle est à la base de notre santé et de notre vitalité. Sa structure est vivante et répond aux intentions. Elle capte ce qui l'entoure, cumule les mémoires et déploie sa conscience. La structure des clusters d'eau se transforme sous l'effet de la pensée. Par nos intentions, nous pouvons énergétiser et dynamiser l'eau. L'eau garde la mémoire des origines, la mémoire universelle de ce que nous sommes. En se connectant à l'Eau, il est possible d'accéder à la vibration primordiale, à la reconnexion à notre propre nature.

Nous sommes initiés à la tradition tibétaine Dzogchen de l'Armure Vajra. C'est une pratique chamanique pré-bouddhique dont l'enseignement secret se transmet de maître à disciple depuis des millénaires. L'Armure Vajra est considérée comme le plus puissant des mantras puisqu'il englobe tous les mantras de la médecine tibétaine. C'est un mantra de guérison des éléments. Depuis des millénaires, les moines et les praticiens chantent ce mantra à l'Eau, la chargeant et l'informant de sa puissance. Ce trésor permet de purifier les éléments et de pacifier les esprits qui règlent les agissements humains contre nature, ils sont nombreux.

Si l'eau capte la vibration, elle a également la capacité de transmettre son information. Au fil de nos voyages, nous rapportons de l'eau des sources ou des fontaines sacrées. Elles rejoignent dans notre salle de méditation la coupe de l'eau « mère ». Elle est chargée de nos mantras, de nos chants, de nos silences, de nos vibrations, du battement des tambours. Elle cumule l'histoire énergétique de nos pratiques et la vibration de toutes les eaux qui la composent. En retour, l'eau informée transmet son champ vibratoire à notre eau intérieure.

L'intention de nos cérémonies est d'élever et d'harmoniser le niveau vibratoire de notre eau intérieure, de vivre une expérience d'auto-libération dans la vacuité. Nous accompagnons la cérémonie de l'eau par la méditation des sons tibétains qui guérissent. Chanter les cinq syllabes germes de la tradition Bön accompagne le mouvement de l'énergie dans l'axe des chakras. Boire ensemble de l'eau hautement vibratoire et la chanter est un partage au-delà de ce que nous sommes, au-delà de nos individualités sociales et conceptuelles. La présence de l'eau porte l'expérience collective, elle sert de support pour amplifier la puissance des mantras. Le lieu, les esprits présents et le groupe constituent un vortex, un cercle vertueux. Ce cercle nous permet d'allier dans la communion la vibration de l'eau informée à l'eau constitutive des corps pour un retour à l'Esprit.

Sylvie et Stéphane parcourent l'Europe pour animer leurs cérémonies et offrir leurs savoirs. Labassère s'est placé sur leur chemin. Grâce à eux, l'eau consacrée de l'Armure Vajra héritée de la tradition Bön trouve toute sa place au sein du culte de l'Eau et du Feu du Temple de Marrosque.

Maheshwari et Maheshwara
Trets (Bouches-du-Rhône, France)
Septembre 2020

Nous, Maheshwari et Maheshwara, notre jeu avec le Feu c'est de reconnaître sa puissance, de le placer au centre de nos cérémonies, de le méditer et de le chanter. A l'horizon, la montagne Sainte Victoire décline à longueur de journées ses variations chromatiques, celles-là mêmes qui ont enchanté Cézanne. Cachés sous une forêt de pins et de chênes chétifs vivant de l'aridité calcaire du sol, une cabane, une yourte et un tipi. C'est là que nous invitons périodiquement nos amis pour des retraites, des partages et des co-créations.

Notre aventure spirituelle commune, c'est le Yoga. L'un comme l'autre avons été dans notre cheminement guidé par la Divine Shakti, jusqu'à notre rencontre et notre fusion par une nuit de pleine lune. Nous sommes des yogis dans la tradition des sadhous shivaïtes comme il en existe des milliers en Inde, *Om Namah Shivayah* ! Nos cheveux capteurs d'énergie ne sont ni coupés ni coiffés et s'ordonnent en locks. Nous sommes capables d'exécuter des postures acrobatiques, les *asanas*, et pratiquons le *pranayama,* un ensemble d'exercices respiratoires très puissants.

Moi, Maheshwara, j'appréhende mes expériences yoguiques avec un regard scientifique. Je suis un des rares pratiquants contemporains de *khecari mudra*, la langue retournée vers l'arrière jusque dans les fosses nasales, ce qui a pour effet de réveiller la *kundalini*. Cette énergie vitale qui est lovée à la base de la colonne vertébrale remonte alors de *chakra* en *chakra* jusqu'au sommet du crâne, ce qui donne accès au divin. Ma rencontre avec Babaji il y a quelques années m'a mis sur la voie de la dévotion. Aussi aujourd'hui je délaisse quelque peu l'effort violent des pratiques du Hatha Yoga et du Kundalini Yoga pour me consacrer au Bhakti Yoga, au Yoga de la dévotion.

Nous suivons la voie des Naga Baba, ces sadhous shivaïtes vivant dans le dénuement, le corps enduit de cendre grise provenant de bûchers funéraires. Certains d'entre eux choisissent l'isolement érémitique dans les montagnes himalayennes, d'autres sont des errants qui parcourent l'Inde de lieu sacré en lieu sacré, se regroupant pour fumer, assis près d'un feu, leur shilom de *ganja*. Les postures complexes de yoga ne sont pour eux que des préparations à l'assise. Selon la tradition de la « vieille école yoguique tantrique ascétique » de Amar Bharti, sage indien resté 43 ans le bras droit tendu vers le ciel, le yoga consiste à s'asseoir : simplement rester assis près du feu de longues heures durant. Il suffit d'écouter en silence le crépitement des braises et de se laisser prendre par la magie des flammes et de leurs enseignements vitaux. Façon de développer le feu intérieur qui brûle l'ego et permet au sage d'entrer en *samadhi*.

Nous connaissons le miracle tantrique qui advient quand, dans un groupe, le mélange des diverses énergies personnelles s'enflamme d'une étincelle pour fusionner et entraîner tous les protagonistes dans un même élan d'amour et de simplicité. Les co-créations s'articulent autour de nos propositions de silences, jeûnes, séances de chants dévotionnels, mantras, pratiques yoguiques et vénération du *yagna*, le Feu sacré.

Un tipi de modèle amérindien sert d'écrin au culte du Feu : en son centre, un foyer circulaire d'un mètre de diamètre. Autour, un parquet permet aux méditants, une quinzaine, de s'asseoir et de faire cercle. Tandis que la nuit pivote encore tranquillement son ciel étoilé, bien avant que ne soit perceptible le premier frisson de lumière du jour à venir, trois souffles de conque rassemblent le groupe. Chacun entre en méditation dans sa posture assise préférée, seul le maître du feu s'occupe d'alimenter le foyer en disposant soigneusement de nouvelles bûches. Et cela peut durer… parfois six heures sans le moindre inconfort. Ensuite nous procédons aux offrandes de fleurs et partageons avec le Feu sacré fruits frais et fruits secs. Nous entonnons le *Kâlabhairavâshtakam*, l'hymne tantrique à la gloire de Bhairava, comme le font nos frères sadhous sur les ghats funéraires de Varanasi. Puis, chacun est invité à partager un chant, un mantra, seul ou en entraînant l'assemblée. Cela peut durer plusieurs heures… Certains disent voir en Maheshwara/Maheshwari une merveilleuse incarnation du couple divin Shiva/Shakti, mêmes yeux, mêmes sourires, mêmes cœurs. Nous laissons dire…

Du Feu sacré les volutes de fumée partent explorer le Monde, les étincelles s'envolent pour essaimer parmi les étoiles. Les structures géométriques dessinées par les milliards de soleils qui constituent les amas de galaxies aux fins fonds de l'univers sont identiques à celles adoptées par les synapses et les neurones au sein de notre cerveau. La méditation permet de vibrer de cet accord entre le Monde et l'intelligence qui le perçoit. La tête dans les étoiles et les étoiles dans la tête.

Les enseignements yoguiques de Maheshwari et Maheshwara font des émules et des lieux de ce culte du Feu de tradition shivaïte commencent à essaimer dans l'ouest européen. Un bébé lingam nourri pendant plusieurs années de la proximité de son grand frère de Trets fut offert au Temple de Marrosque pour y être implanté et y inscrire le Bhakti Yoga, le Yoga de la dévotion, selon l'esprit tantrique.

Carole et Bruno
Labassère (Hautes-Pyrénées, France)
Février 2022

Nous, Carole et Bruno, notre jeu avec l'Eau et le Feu, c'est de les vénérer et, par la fondation du Temple de Marrosque, de leur rendre hommage. Nous sommes investis par l'évidence : tout de nos cours de vie les menaient à leur confluence, ce jour d'avril 2019, à Genac (Charente). Lors du festival de chamanisme, à l'abri d'un tipi, nos yeux et nos âmes se sont reconnues. S'en suivit en décembre 2019 l'installation dans notre retraite de Labassère. Un an plus tard, divine providence, alors que les offres de terre se font extrêmement rares, quatorze hectares de forêts et pâturages à portée de regard de notre foyer sont mis en vente. Avec leurs trois granges foraines, dont celle bâtie par Célestin au milieu du XIXe siècle. Mais, SAFER oblige, l'achat n'est possible qu'avec à la clef un solide projet agricole. C'est ainsi qu'une belle et nécessaire association et symbiose débuta avec Elsa et Mickaël pour en faire l'acquisition. Depuis, ce couple de bergers gère, en plus de leur ferme, les pâturages autour du Temple. Ils élèvent de superbes brebis manech à tête noire et produisent, dans la tradition, les meilleures tomes biologiques des alentours.

Moi, Carole, ma voie c'est le Tao. Enseignante de Qi Gong, praticienne en médecine chinoise traditionnelle, je suis nourrie de culture taoïste et adepte du Qi Gong spontané. Je vis en harmonie avec l'environnement en m'accordant aux rythmes des saisons. Je respecte ma nature profonde en suivant les jeux d'alternance et de complémentarité du Yin et du Yang dans un monde en constante mutation. Inspirée de pratiques taoïstes chamaniques, j'invite l'esprit de l'Ours ou du Tigre pour développer les qualités énergétiques qui leurs sont propres. Pour cela je cultive le Vide, qui est une ouverture sur le Tout. Dans cette voie, le Yi Jing, cette œuvre fondatrice de la pensée chinoise, m'accompagne de sa sagesse à la manière d'un ami intime.

Moi, Bruno, ma voie c'est le Tantra. L'Inde est mon pays de cœur. Dans mon incarnation actuelle, j'y ai séjourné une trentaine de fois à me laisser porter par les émanations spirituelles. Ma rencontre avec la *yogini* Devi Shakti fut déterminante, c'est elle qui fut mon initiatrice sur la voie du tantrisme. Et la Divine Shakti m'a gratifié de lui prêter la main pour écrire et offrir à l'Univers « Yogas Tantriques, une invitation à vivre le sacré ». *Sat Chit Ananda.* Fais de ta vie une bénédiction pour qu'elle soit bénédiction, dans la simplicité, dans la félicité, et par le rire.

Nous, Carole et Bruno, nous nous retrouvons dans une lecture et une expérimentation chamaniques du Monde. Nous sommes à même de converser avec les animaux, de communier avec les arbres et d'écouter le cœur des pierres. La vallée de Marrosque est propice aux relations fortes avec la Nature. Les saisons sont bien marquées avec leur lot de brouillard, de neige et de soleil. En contrebas du Temple, la Marrosque et le torrent de la Grande Ravine donnent à entendre leur musique quand elles mélangent leurs eaux sacrées en une merveilleuse salle de bain à ciel ouvert. Les chevreuils et les sangliers sortent des bois à la tombée du jour, les milans royaux et les vautours nous survolent de leurs vols planés, et les brebis manech attendent en une joyeuse impatience qu'on leur chante leur *OM* quotidien. Les frênes et les marronniers qui ont tant souffert des brûlis passés vont pouvoir guérir, ils reçoivent désormais notre attention et nos soins. Les pierres elles aussi nous interpellent, certaines s'invitent à nous accompagner au Temple pour devenir, laquelle un *lingam*, laquelle une *yoni*.

Dans l'esprit de nos prédécesseurs, tous ces personnages tutélaires dont vous venez de lire les aventures, fêtons la résurgence du culte de l'Eau et du Feu. Tout est réuni dans le Temple de Marrosque pour célébrer le mariage de l'Eau et du Feu. A nous de chanter le Feu et ses facultés, lui qui éclaire, chauffe, protège, cuit, transforme. A nous de chanter l'Eau, elle qui rafraîchit, désaltère, lave, entraîne. A nous de chanter leurs associations et leurs complémentarités. Feu sur Eau, le trigramme *li* surmontant le trigramme *kan*, c'est l'hexagramme *wei ji*, « avant la traversée », séparation préalable à leur réagencement, dit le Yi Jing. Eau sur Feu, *kan* surmontant *li*, c'est *ji ji*, « déjà traversée », hexagramme bénéfique par excellence symbolisant le mariage de l'Eau et du Feu, et aussi l'union sexuelle.

Mais bien sûr tout ce que nous suggérons n'est que propositions. L'essentiel pour nous est de mettre à disposition le Temple de Marrosque, ce lieu d'intimité avec l'Eau et le Feu, un lieu à explorer et à expérimenter dans la richesse d'une approche et d'une création collective. Nourries des vécus de nos prédécesseurs pourront se vivre des expériences nouvelles. L'évidence nous a amené à offrir à l'Univers et aux consciences cette martingale de l'espace-temps, ce lieu d'accès à d'autres possibles pour servir la Vie. En fait, les modalités des jeux cultuels avec l'Eau et le Feu au Temple de Marrosque restent à inventer.

Que des illustrateurs se mettent à l'ouvrage pour enrichir de leurs représentations les vingt-sept récits et fournir autant d'icônes à l'adoration des idolâtres. Le Temple de Marrosque fut consacré le 22/02/2022 à 22h02. Les premiers pèlerins commencèrent à affluer en avril 2022…

Table des matières

www.ingramcontent.com/pod-product-compliance
Lightning Source LLC
Chambersburg PA
CBHW030525041126
54315CB00040B/535
9782414574902